U0335844

宏观经济与产业前瞻系列

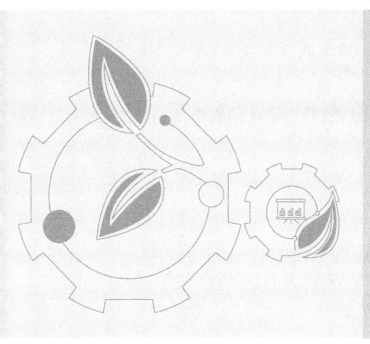

健康产业发展趋势与地区发展模式选择

董微微◎著

天津社会科学院出版社

图书在版编目（CIP）数据

健康产业发展趋势与地区发展模式选择 / 董微微著
. -- 天津 ： 天津社会科学院出版社，2022.8
ISBN 978-7-5563-0843-9

Ⅰ．①健… Ⅱ．①董… Ⅲ．①医疗保健事业－产业发展－研究－中国 Ⅳ．①R199.2

中国版本图书馆 CIP 数据核字(2022)第 159688 号

健康产业发展趋势与地区发展模式选择
JIANKANG CHANYE FAZHAN QUSHI YU DIQU FAZHAN MOSHI XHUANZE
责任编辑：吴 琼
责任校对：王 丽
装帧设计：高馨月
出版发行：天津社会科学院出版社
地　　址：天津市南开区迎水道 7 号
邮　　编：300191
电　　话：（022）23360165
印　　刷：北京建宏印刷有限公司
开　　本：787×1092　　1/16
印　　张：16.25
字　　数：230 千字
版　　次：2022 年 8 月第 1 版　　2022 年 8 月第 1 次印刷
定　　价：78.00 元

版权所有　翻印必究

前　言

健康是人类的第一需求,追求健康是人类社会发展延续最重要的目标,也是人类社会谋求更高生活品质的强大动力。为了改善国民健康,提升人口质量,世界主要发达国家和发展中国家相继出台了健康国家战略。在健康国家战略指导下,健康产业逐步成长为增强综合国力、促进全民健康的重要组成部分,成为21世纪引导全球经济发展和社会进步的重要产业。在我国,党和国家高度重视人民的健康问题,出台了一系列顶层设计文件和政策措施,为提升人民健康水平提供了有力支撑。习近平总书记强调"将健康融入所有政策,人民共建共享","要把人民健康放在优先发展的战略地位"。发展健康产业是扩大内需、促进经济高质量发展的重要途径之一,也是保障民生的有力举措。目前,我国大健康产业仍处于发展阶段,特别是新型冠状病毒感染肺炎疫情在全球仍在蔓延,使人们对生命安全有了更深刻的体会,引发人们对健康的高度重视。同时,随着居民收入水平的不断提高,人民对健康的身体、健康的生活方式具有更高的要求,健康产业迎来了发展的重要战略机遇期,具有广阔的市场需求和发展前景。

本书立足全球视野,动态跟踪世界健康产业发展现状与前沿,以问题为导向,深刻把握我国健康产业发展面临的形势与机遇,分析健康产业发展结构、需求与产业组织模式,探究健康产业发展模式,并提出相应的对策建议,为推动健康产业发展、全面建成社会主义现代化强国提供一些参考。

全书包括五部分内容:第一部分为健康产业的基础理论;第二部分为世界健康产业发展现状与发展趋势;第三部分为我国健康产业发展现状与发展趋势;第四部分为京津冀健康产业深度调研分析;第五部分为健康产业的地区发展模式分析。

本书得到国家社会科学基金、天津社会科学院重点课题后期出版资助。在课题完成过程中,天津社会科学院蔡玉胜研究员对研究方案和课题框架设计提供了指导,中央财经大学会计学院本科生曹馨洁参与了第三章的资料收集和文字整理工作,河北工业大学经济管理学院讲师陈阳阳参与了第四章的资料整理与实际调研工作。

我深深感到,这一课题所涉及的问题并没有完全得到解决,只是大胆地进行了一些探索,为以后的进一步研究奠定了一些基础。由于本书写作时间跨度较长,有些观点和数据难免有些陈旧。同时,作者水平有限,加之时间、精力和能力的局限,参考文献未能一一列出,不足之处在所难免,如有不当之处,恳请读者批评指正。

目 录

导　论

一、研究背景

健康产业是国民经济中具有较大发展潜力和前景的新兴产业,辐射和带动的产业覆盖三次产业①,产业链条长,具有结构优化、拉动内需增长、保障和改善民生②多种复合功能,是"双循环"发展格局下推动高质量发展的战略性新兴产业。从全球范围看,在人口老龄化日益严重、人口增长迅速、慢性病更加普遍的背景下,世界主要发达国家和发展中国家相继出台了健康国家战略,健康产业成为增强综合国力、促进全面健康的重要组成部分。

在新冠疫情的影响下,健康产业进入"全民需求时代",公共卫生标准的提高和公民健康意识的觉醒使新的健康消费观自然迭代,健康产业早已不再只是疾病群体、老龄群体和亚健康人群等关注的对象,呈现出巨大的市场潜力。进入后疫情时代,随着健康消费群体消费能力、人群规模和消费潜力的不断增长,健康产业在国民经济中的重要作用正逐渐

---

① 廖喆:《上海健康服务业发展战略研究》,硕士学位论文,上海交通大学,2008 年。

② 关雪凌:《健康产业创新生态系统构建及发展对策研究》,《卫生经济研究》2019 年第 10 期。

凸显①。

(一)发展健康产业是顺应健康中国战略的客观要求

我国政府高度重视人民健康问题,2016年8月,习近平总书记在全国卫生与健康大会发表重要讲话,强调"将健康融入所有政策,人民共建共享","要把人民健康放在优先发展的战略地位"②。同年10月,中共中央、国务院印发《"健康中国2030"规划纲要》,正式将健康中国建设上升为国家战略③,并确定了"把人民健康放在优先发展的战略地位",提出了普及健康生活、优化健康服务、完善健康保障、建设健康环境、发展健康产业五大战略任务。党的十九大报告提出"实施健康中国战略",进一步确立了人民健康在党和政府工作中的重要地位。《中华人民共和国国民经济和社会发展第十四个五年规划和2035年远景目标纲要》强调要"把保障人民健康放在优先发展的战略位置,坚持预防为主的方针,深入实施健康中国行动,完善国民健康促进政策,织牢国家公共卫生防护网,为人民提供全方位全生命周期健康服务"④。坚持以人民为中心思想,以保障人民全生命周期的健康观,推动健康事业和健康产业协同联动、有机衔接⑤,促进健康产业加快发展⑥,全方位、全周期保障人民健康,为实现"两

---

① 韩增林、管敦颐:《国内外健康产业研究进展及展望》,《辽宁师范大学学报(自然科学版)》2021年第3期。

② 习近平:《把人民健康放在优先发展战略地位努力全方位全周期保障人民健康》,《人民日报》2016年8月21日。

③ 新华社:《业界专家谈如何落实〈"健康中国2030"规划纲要〉》[EB/OL]. http://www.gov.cn/xinwen/2016-11/03/content_5128159.htm。(2016-11-03)[2021-11-20]

④ 新华社:《中国"十四五"规划和2035年远景目标纲要》[EB/OL]. https://www.cz001.com.cn/index.php? m=detail&id=6959。(2021-3-15)[2021-11-20]

⑤ 《七常委出席,习近平发表重要讲话,谈卫生健康大计!》[EB/OL]. http://news.cctv.com/2016/08/21/ARTIQrM0svqnG8SORIN4RwhR160821.shtml。(2016-8-21)[2021-11-20]

⑥ 李碧珍、陈瑜浩:《习近平人民健康重要论述的思想内涵与实践价值》,《三明学院学报》2021年第1期。

个一百年"奋斗目标、实现中华民族伟大复兴的中国梦打下坚实健康基础[①],是我国积极参与全球健康治理、履行我国对联合国"2030可持续发展议程"承诺的重要举措[②]。突出发展包含健康制造、健康管理和健康服务在内的健康产业,不断推进产业融合、强化产业实力、增强辐射能力、提高创新水平、塑造健康品牌,为实现健康中国2030战略提出的各项目标奠定坚实的产业基础[③]。

(二)发展健康产业是推动高质量发展的重要动力

从全球看,新冠疫情在全球暴发蔓延,对世界经济造成较大冲击和影响。随着世界经济增长停滞和走向收缩,对经济较为敏感的行业面临较大下行压力,而对经济敏感度不高的行业,特别是消费品、公共事业和医疗健康等行业,表现出独特优势。近年来,全球医疗健康支出总额持续上升,平均年增长率保持在6.6%左右,远远高于经济增长速度,体现了健康产业具有较强的"抗周期性"[④]。新冠疫情是对全球公共卫生应急能力的一次大考,同时也促进了全球健康产业链、供应链和价值链的调整与升级。

从我国看,顺应全球健康产业发展趋势,以全方位、全周期保障人民健康为目标,厚植发展优势[⑤],加速动力转换,促进融合发展,推动包括健康制造业、健康管理、健康服务业向价值链高端转移,已成为保持以生物医药和医疗器械为核心的健康制造业旺盛生命力和较快发展的核心路径。成为持续推进以医疗服务、养老服务、保健服务等为主的健康服务业

①　饶旭鹏、王倩:《习近平关于人民健康重要论述的科学内涵和实践价值》,《克拉玛依学刊》2021年第1期。

②　张颖熙、夏杰长:《新时代健康服务业发展的战略思考》,《劳动经济研究》2018年第5期。

③　李林:《大健康产业发展趋势及战略路径研究》,西南交通大学出版社,2018年。

④　王瑞:《健康产业新展望》,中信出版社,2021年,第8—9页。

⑤　闫富豪:《健康中国视域下徐州市城区居民全民健身参与研究》,硕士学位论文,中国矿业大学,2018年。

快速发展的核心路径,也是持续改善产业结构、助力健康中国战略,保持我国经济持续较快发展的重要动力。

健康产业作为战略性新兴产业的重点方向之一,我国于 2010 年 9 月出台《国务院关于加快培育和发展战略性新兴产业决定》,将战略性新兴产业发展上升为国家战略高度①。在我国确定的七大战略性新兴产业中,生物产业包括生物医药、生物医学工程、生物农业和生物制造四大板块,具有较大的辐射和带动作用,是能够吸纳更多就业、扩大国内需求的复合型产业②。推动新兴技术和新兴产业深度融合,引领社会发展新兴需求,带动产业结构调整和经济发展方式转变,并能够在一段时期内成长为对区域综合实力和社会进步具有重大影响力的主导产业、先导产业或支柱产业的行业和部门。

(三)发展健康产业是满足全民健康需求的有效手段

党的十九大报告指出,"中国特色社会主义进入新时代,我国社会主要矛盾已经转化为人民日益增长的美好生活需要和不平衡不充分的发展之间的矛盾"③,健康是美好生活的最基本条件,因此要"把人民健康放在优先发展的战略地位",整合健康资源、健康产业,建设人人共建共享的健康中国。以健康优先就是要把健康融入所有政策,以人民的健康需求为导向发展健康产业④。

作为全球最大的产业之一,健康产业已逐步成为全球经济发展的新引擎,健康支出总额占 GDP 比重持续上升,追求健康环境、体验健康产

---

① 刘名远:《我国战略性新兴产业发展基础与支撑体系构建研究》,《科技进步与对策》2012 年第 12 期。

② 周雪松:《健康中国建设提速 政策重在落实》《中国经济时报》2016 年 9 月 2日。

③ 习近平:《决胜全面建成小康社会 夺取新时代中国特色社会主义伟大胜利 中国共产党十九次代表大会报告》[EB/OL]. https://theory. gmw. cn/2018－10/23/content_31806940. htm。(2018-10-23)[2021-11-20]

④ 韩喜平、孙小杰:《全面实施健康中国战略》,《前线》2018 年第 12 期。

品、注重健康生活等各类健康需求显著增大。① 我国已成为世界上老年人口最多的国家,第七次全国人口普查数据显示,60 岁及以上老年人口由 2011 年的 1.85 亿人增长到 2020 年的 2.64 亿人,老龄化水平达到 18.7%②。随着我国老龄化程度不断加深,老年人的健康消费需求更加多元化。与此同时,随着人们生活水平的不断提高,对安全治疗、健康咨询、康复理疗、网络医疗、养生康体、保健预防等需求将显著增大。从全面检测、分析、评估、预测、预防和维护角度出发的健康产业,将成为提高人们体质和生活质量,满足健康需求,更好解决未来社会发展过程中地方政府经济支出压力的有效手段。

党的十九届五中全会深入分析了国际国内经济形势,提出加快构建以国内大循环为主体、国内国际双循环相互促进的新发展格局。对于健康产业而言,以国内大循环为主体,主要是指健康管理、医疗服务、康复养老、健康保险等服务类产品要符合国情,发挥内需潜力,在有效保障国民生命健康的进程中,实现健康产业稳步发展。国内国际双循环相互促进,主要是指生物医药、高端医疗器械等进出口类产品要构建开放创新、互利共赢的产业发展模式,通过技术创新、模式创新,增强产业发展竞争力,在开放合作中更加把握战略主动,更好地利用国际国内两个市场③。

二、研究意义

在健康中国上升为国家战略的背景下,研究健康产业发展趋势和地区发展模式,对推动健康中国战略的深入实施具有重要的指导意义和参考价值。

第一,有利于完善健康产业相关理论,为进一步推进健康产业发展实

---

① 曹新:《促进全民健康　建设健康中国》,《中国审计报》2016 年 9 月 7 日。
② 《第七次全国人口普查公报(第五号)》[EB/OL]. http://www.stats.gov.cn/tjsj/tjgb/rkpcgb/qgrkpcgb/202106/t20210628_1818824.html。(2021-5-11)[2021-11-20]
③ 王瑞:《健康产业新展望》,中信出版社,2021 年,第 9—10 页。

践提供参考。健康产业对于国民经济的带动作用和促进作用显著,从产业经济学角度对健康产业的理论分析框架,对健康产业进行全方位综合评价和定量分析,对于完善健康产业理论方法具有重要意义。

第二,有助于推动健康产业发展。本书系统总结评估健康产业发展趋势,探究不同地区发展模式,为指导健康产业地区发展提供参考。以京津冀为例,通过健康产业的发展推动京津冀世界级城市群建设,拉动地方经济发展,对于指导健康产业发展具有重要实践意义。

三、主要内容

发展健康产业对维护和促进健康十分重要,是保障民生的重要举措,也是扩大内需、促进增长的重要途径。人口老龄化是摆在整个社会和每个家庭面前的大事。本书围绕着健康产业的理论与实践问题展开,在对国内外健康产业发展动态和经验分析基础上,把握健康产业发展趋势与变化,并运用产业经济学相关理论方法剖析我国健康产业发展现状和存在问题,并以京津冀地区为对象进行深度调研,提出推动健康产业发展的政策建议,试图将这一领域的理论研究拓展到区域发展实践层面,解决中国实际问题。

第一,健康产业的基本内涵、特征与分类。全面梳理健康产业相关研究内容,对健康产业内涵进行界定,分析健康产业的特征和分类体系,为本书的研究奠定理论基础。

第二,世界健康产业的发展现状与发展趋势。对世界健康产业的发展环境、发展态势,特别是发达国家如美国、日本、英国和德国等国家在健康产业发展的实践进行了深入分析,对世界健康产业发展特点和未来走向进行了前瞻性研究。

第三,我国健康产业的发展现状与发展趋势。对我国健康产业发展的重点政策、健康产业发展重点领域及发展情况、健康产业的产业结构及变化趋势进行了深入剖析。

第四,京津冀健康产业的发展深度调研分析。坚持问题导向,对京津冀健康产业发展环境、发展情况以及面临的问题进行深入剖析,对健康产业发展区域发展情况进行深入研究。

第五,健康产业的地区发展模式选择。通过总结美国、瑞士等国及我国苏州、珠海、京津冀等地健康产业发展方面的经验和模式,从健康产业空间布局、差异化发展、集群化发展、健康产业品牌战略、人才队伍建设等方面提出推进健康产业发展的举措,为推动健康产业发展提供依据。

第一章　相关概念界定与研究进展

第一节　健康产业的概念与内涵

一、健康的界定

健康是人类的第一需求,也是人们对更高生活品质的重要衡量之一,追求健康是人类社会发展延续最重要的目标之一,也是驱动人类社会不断进步的重要动力源泉。[1]

随着经济社会的发展和进步,人们对健康的认知程度也不断提升,从狭义的健康概念逐步扩展到广义上的大健康。[2] 狭义的健康,主要指身体健康,由于社会生产力水平较低,人们对健康的认知主要局限在生理层面,认为没有生理或躯体疾病的状态就是健康。《辞海》中对健康的解释是:"人体各器官系统发育良好、功能正常、体质健壮、精力充沛并具有良好劳动效能的状态。"[3]通常用人体测量、体格检查和各种生理指标来衡

---

[1]　董微微、崔丽红、曹馨洁:《京津冀健康产业协同发展现状与对策研究》,《城市》2021 年 12 期。

[2]　罗军:《重新定义健康产业》,电子工业出版社,2020 年,第 3 页。

[3]　夏征农、陈至立:《辞海(第六版彩图本全五册)》,上海辞书出版社,2009 年。

量。这一概念具有片面性,主要受到社会发展条件所影响。

1948 年,世界卫生组织(World Health Organization,以下简称 WHO)的成立体现了人们对健康有了更高要求,对健康的认识得到了新的拓展。世界卫生组织成立宪章中将健康的概念界定为:"健康乃是一种在身体上、心理上和社会上的完满状态,而不仅仅是没有疾病和虚弱的状态。"健康不仅表现为躯体没有疾病,还要具备心理健康和社会良好适应能力。"健康"的概念极其宽泛,涉及身体、心理和社会各方面。关于健康有很多不同的注解,基本相同的是,强壮的体魄和良好的心理状态。

1989 年,世界卫生组织(WHO)根据经济社会的发展需要,将道德健康纳入健康概念当中,对健康的概念进行了补充,从而形成了"大健康"概念,在大健康概念下,健康的内容包括躯体健康、心理健康、心灵健康、社会健康、智力健康、道德健康、环境健康等。[①] 这一概念的提出标志着健康不仅限于躯体和生理上,而是更加注重人的整体健康。随后,世界卫生组织对健康标准进行了界定,主要包括躯体健康、心理健康及社会适应能力两个方面,其中躯体健康包括六个标准,①对感冒和一般性的传染病具有抵抗力;②正常体重,身材匀称,站立姿势得体;③眼睛有神,反应迅速,眼睑无炎症;④牙齿整齐、洁白,无疼痛,不出血;⑤头发发色饱满、盈亮,无头屑;⑥肌肉、皮肤弹性好,走路轻盈。心理健康和社会适应能力包括四个标准,①具有充沛的精力,从容而无紧张感地应付日常工作;②积极乐观,勇于担当,工作细致不挑剔;③能快速休息,有良好的睡眠;④应对外部变化的环境具有较强的应变能力。[②]

根据上述标准,即使身体没有病痛的现代人,仍然很难达到完全健康的标准,对于躯体无疾病而健康状态明显不佳称之为"亚健康"。世界卫生组织开展的一项全球调查结果显示,全球处于亚健康状态人数比例约

① 陈家应、胡丹:《改善健康服务,推进新时代"健康江苏"建设》,《南京医科大学学报(社会科学版)》2018 年第 2 期。

② 丁小宸:《美国健康产业发展研究》,博士学位论文,吉林大学,2018 年。

75%,而健康和疾病人数比例分别为 5% 和 20%[1]。亚健康已经超越疾病成为我们面临的最严重的问题,给现代医学提出了新的挑战,为此我国的医学模式也开始从疾病医学模式逐渐向健康医学模式转变。

二、健康产业的定义

随着经济社会的不断发展和人们对健康概念的深入了解,健康需求逐渐成为驱动未来经济增长的"核心驱动力",健康产业越来越受到人们的重视。许多国家均将健康产业作为促进经济和社会发展的新兴产业。健康产业已成为世界上增长最快的产业之一,也成为国民经济的重要组成部分。[2]

健康产业是随着人们对健康的认识和理解而逐渐发展形成的,迄今为止国内外并没有形成明确且权威的健康产业定义。狭义上的健康产业是指为患者提供预防、治疗和康复等医疗卫生服务的总和,广义上的健康产业是指与人民健康相关的产品生产和服务的经济活动[3]。

目前,国内外对健康产业的含义尚未作出权威界定[4],学术界对健康产业的概念与内涵进行了探讨,保罗·赞恩-皮尔泽(Paul Zane Pilzer)将健康产业置于与网络革命同等地位,认为其最有可能成为改变世界经济格局的关键性产业[5],健康产业主要包括疾病产业和保健产业两个方面,并对这两个方面进行了细分,疾病产业主要针对患者进行治疗,健康产业

---

① 《世卫组织调查显示:75% 人群处于亚健康状态》[EB/OL]. https://www.chinanews.com.cn/jk/ysbb/news/2008/07-16/1313867. shtml。(2008-7-16)[2021-10-20]

② 深圳市健康产业发展促进会:《深圳健康产业发展报告(2017)》,中国经济出版社,2019 年。

③ 王晓宇:《大健康产业特色小镇的产镇融合空间组织研究》,硕士学位论文,山东建筑大学,2019 年,第 35 页。

④ 张毓辉、王秀峰、万泉、翟铁民、柴培培、郭锋:《中国健康产业分类与核算体系研究》,《中国卫生经济》2017 年第 4 期。

⑤ Pilzer P Z, Lindquist R. *The end of employer-provided health insurance:Why it's good for you and your company?* New Jersey:John Wiley & Sons, 2014.

主要是对健康和亚健康人群开展预防疾病服务。贝恩德·埃贝勒(Bernd Eberle)认为健康产业包含保健食品(天然食品、功能性食品)等七个领域,他指出健康产业涵盖了几乎衣食住行所有的领域①。聂聆认为健康产业的主体是对个体进行健康监测和评估、开展咨询服务、健康促进和恢复调理,涵盖了以健康体检为核心的个人疾病检查与预测产业、以祖国传统医学为主要手段的健康调理、康复与健康维护产业②,以休闲疗养和运动健身为主的健康促进产业,以对健康进行监测和评价为核心的健康咨询服务产业以及与各产业之间相融合的健康数据信息通信服务产业。宫洁丽等从消费需求和供给模式的视角对健康产业开展了分类研究,认为医疗服务、医药、保健品和健康管理服务是健康产业的四大基本产业群。③ 余莉、董微微(2017)从健康中国战略看,健康服务产业涵盖人们生活的方方面面,具体到产业发展上,涉及医疗服务、中医药产业、健康休闲、医药产业以及基于互联网的健康服务、健康与养老、旅游、互联网等行业的融合发展的新业态和新模式。④

我国各级政府部门对健康产业的概念进行了初步探究。2013 年,《国务院关于促进健康服务业发展的若干意见》中对健康服务业进行了界定,指出"健康服务业以维护和促进人民群众身心健康为目标,主要包括医疗服务、健康管理与促进、健康保险以及相关服务,涉及药品、医疗器械、保健用品、保健食品、健身产品等支撑产业"。2016 年由中共中央、国务院印发的《"健康中国 2030"规划纲要》中,⑤明确从优化多元办医格

①　贝恩德·埃贝勒:《健康产业的商机》,王宇芳译,中国人民大学出版社,2011 年。

②　张俊祥、李振兴、田玲、汪楠:《我国健康产业发展面临态势和需求分析》,《中国科技论坛》2011 年第 2 期。

③　宫洁丽:《环首都健康产业开发可行性研究》,硕士学位论文,河北联合大学,2011 年。

④　余莉、董微微:《美国健康服务产业发展经验对我国的启示》,《中国商论》2017 年第 23 期。

⑤　黎远波、张盈:《习近平人民健康观的产生缘由、思想内涵与实践价值》,《南华大学学报(社会科学版)》2021 年第 4 期。

局、发展健康服务新业态、积极发展健身休闲运动产业及促进医药产业发展四个方面加快发展健康产业,为健康产业的发展给出了明确的指导方向①。深圳市在《深圳市生命健康产业发展规划(2013—2020 年)》提出,"生命健康产业包括生命信息、高端医疗、健康管理、照护康复、养生保健、健身休闲等领域的生命健康服务业以及为其提供支撑的生命信息设备、数字化健康设备和产品、养老康复设备、新型保健品、健身休闲用品等生命健康制造业"。国务院发布的《健康产业统计分类(2019)》首次对健康产业进行定义,指出健康产业是以医疗卫生和生物技术、生命科学为基础,以维护、改善和促进人民群众健康为目的,为社会工作提供与健康直接或密切相关的产品(货物和服务)的生产活动集合②。

部分学者在学术层面对健康产业的界定和分类进行了研究,可归纳为以下五种视角:第一,基于三次产业的标准,将健康产业划分为第一产业中的中药种植等;第二产业中药品、保健品、医疗器械等健康制造业;第三产业中的医疗服务、健康管理、休闲健身、健康咨询等健康服务业。第二,基于产业链视角,将健康产业划分为涵盖预防疾病、维持健康、促进健康和健康修复等内容的完整产业链,其涵盖了事前、事中和事后全过程。第三,从健康消费需求和服务提供模式的角度出发,认为健康产业可分为与医疗相关的健康产业和与医疗不相关的健康产业。第四,从健康产业发展的不同目的出发,分为以预防疾病、维持健康为目标,以治疗疾病、恢复健康为目标,以促进健康的公平性和可及性为目标,以促进健康产业发展为目标等方面。第五,从健康产品和服务的提供出发,划分为与人类健康直接或间接相关的产业和边缘性产业,边缘性产业包含"生物医学研

---

① 《中共中央国务院印发〈"健康中国 2030"规划纲要〉》[EB/OL]. 2016-10-25. http://www. gov. cn/zhengce/2016-10/25/content_5124174. htm。(2016-10-25)[2021-11-15]

② 张车伟、赵文、程杰:《中国大健康产业:属性、范围与规模测算》,《中国人口科学》2018 年第五期。

究、运输、长期照料保险等"①。

归纳不同视角下的健康产业可以发现,从产业发展来看,健康产业是一个庞大的产业,可以说健康产业是与人类健康相关的所有行业的集合。随着社会的不断发展,健康产业覆盖面不断扩大,然而其核心是健康相关产品和服务。基于此,本书将"健康产业"定义为人类身心健康需求,提供相关产品和服务的产业或产业群。

从国内外研究看,针对健康产业内涵的研究表现出以下特点。

第一,研究范围逐渐扩大。随着人们对健康的重视,"大健康观"理念深入人心,学者们对健康概念范围定义也越来越大,将健康产业定义为与人类健康相关的所有行业总和,包括了与人类健康关联性较强的直接和间接产业,也包括了与人类健康关联较弱的产业,如运输、生物医学研究等产业。

第二,混淆了健康业和健康产业两个概念。健康业和健康产业具有不同的含义,健康业的概念更为广泛,包括健康产业和健康事业两部分,其中健康产业是健康业开展市场化后的结果,是健康业追求经济效益最大化的产物,利用健康产业代替健康业过于片面。

第三,健康产业没有统一的分类标准。对健康产业进行分类有助于市场提供更好的健康产品和健康服务,然而实际分类过程中,由于健康产品丰富多样,简单按照产品和服务的类别进行分类具有一定的不适应性,难以厘清健康产业不同细分领域之间的内在联系。

第四,国内外针对健康产业涵盖内容存在差异。部分学者在对国内外健康产业规模进行对比研究时,常常采用占 GDP 的比重这一指标,由于国内外学者对健康产业的定义不同,这种横向比较存在一定的问题。与我国相比,国外对健康产业的定义范围更广,所包含的内容更加丰富,在传统的医药、医疗器械制造和医疗卫生服务的基础上,新增加了医疗保

---

① 倪春霞、张晓燕:《从公共产品理论看健康产业的概念与分类》,《卫生经济研究》2016 年第 6 期。

健、健身疗养、休闲养生、健康保险等内容①。因此,国内外在进行健康产业规模比较时,需要统一健康产业涵盖内容。

三、健康产业的分类

根据标准普尔全球行业分类标准(Global Industry Classification Standard,GIGS),健康产业分为医疗设备和服务、医药与生物技术和生命科学两个类别。具体如表1-1所示。

表1-1　GICS 健康产业分类

健康产业分类	大类	细分行业
医疗设备和服务	医疗设备和用品	医疗设备
		医疗用品
	健康保健提供商和服务	健康保健分销商
		健康保健服务
		健康保健设施
		健康保健管理
	医疗技术	医疗技术
医药、生物技术和生命科学	生物技术	生物技术
	制药	制药
	生命科学工具与服务	生命科学工具与服务

资料来源:维基百科,Global Industry Classification Standard

我国健康产业分类逐步清晰,标准更加健全。2014 年 4 月,国家统计局发布的《健康服务业分类(试行)》,将健康服务业划分为医疗卫生服务、健康管理与促进服务、健康保险与保障服务以及其他与健康相关的服务。健康产业的细分产业越来越多,新业态不断涌现,与其他行业的融合

① 张瑜琼:《选择健康产业作为长三角地区战略性新兴产业的研究》,硕士学位论文,宁波大学,2013 年。

也不断加强。2017年,国家统计局颁布了国家标准《国民经济行业分类》(GB/T 4754-2017),从行业角度对健康领域活动进行了划分,但其中未涉及健康产业分类标准。2019年,国务院颁布了国家标准《健康产业统计分类(2019)》,以《国民经济行业分类》为基础,从产业链的角度补充了健康产业所涉及的第一、第二产业内容。健康产业被划分为13个大类、58个中类、92个小类。

关于在确定健康产业分类范围时遵循了什么原则的问题,国家卫健委有关负责人表示:一是产品和服务的直接或最终用途是维护和改善人的健康状况,与健康直接和高度相关;二是以医疗卫生技术、生物技术和生命科学为基础;三是产业链划定原则;四是依据《"健康中国2030"规划纲要》等有关文件提出的重点任务,结合当前健康产业发展形成的新行业、新业态,比如新增加的智慧健康技术服务包括四个种类,分别是"互联网+健康服务"平台、健康大数据与云计算服务、物联网健康技术服务及其他智慧健康技术服务等。[1] 健康产业是涵盖了一、二、三产业的产业体系,包括以中药材种植养殖为主体的健康农业、林业、牧业和渔业,以医药和医疗器械等生产制造为主体的健康相关产品制造业,以医疗卫生、健康保障、健康人才教育及健康促进服务为主体的健康服务业。[2]

四、健康产业的特征

健康产业是横跨一、二、三产业的综合性大产业,产业链长且交错,构成了健康相关产业的链式网络。健康产业不单是出售一种或一类产品,而是为人们提供全生命周期的健康生活解决方案,这已成为越来越多企业的共识。因此,健康产业对提高广大人民群众的生活质量、促进国民经

---

① 罗军:《重新定义健康产业》,电子工业出版社,2020年。
② 《健康产业统计分类(2019)》编制说明[EB/OL]. http://www.stats.gov.cn/tjgz/tzgb/201904/t20190409_1658560.html。(2019-4-9)[2021-11-25]

济增长,具有十分重要的作用。[①]

(一)关乎健康与生命质量,高度依托于科技与创新

健康产业的宗旨是提高全社会健康水平,提高生命质量,是专业性较强、科技含量极高的产业,是多学科和多专业相互交叉、融合作用的结果。因此,健康产业的发展离不开相关支持产业的发展,高水平的健康产业是科学技术先进与否的集中体现,展现了生命科学、信息技术、材料科学技术创新的价值。

随着科技创新而来的是对更广大利润与市场的需求,新科技产品所需要的市场远大于单一组织或集团。科技创新当中的科学知识和科学技术是不同的,前者是可开放使用的资源(open-access-resource),一个组织(国家、机构、企业和院所等)拥有某种科学知识并不会阻止其他组织对于该科学知识的追求。但科学技术属于非公共财产范畴,牵涉到专利与知识产权,它是某组织投入资源进行研发的产物,归于组织所有权之下。不同组织间科学技术获取的关键在于技术外溢(technology spill-over)与技术转移(technology transfer)。由于技术外溢与技术移转,使得落后组织可以用较低成本获得先进组织投入庞大资源所研发的成果,即所谓的后发优势。但健康产业具有投资周期长的特点,这会减缓技术外溢所造成的后发优势的影响:高科技产品成本昂贵,资本不足的组织和企业难以生产;获得先进的科学知识并不等同于有运用这一知识的能力,组织必须要有相当高的技术水准,才能了解其内涵,进而与自身需求融合,制造出有效的高科技产品。受上述因素制约,研发基础薄弱的企业难以实现技术追赶。

尖端科技的不断研发与创新只有在拥有能力、资源与技术的先进大型公司才能进行,在先进组织与落后组织之间常存在科技鸿沟,这一现象在健康产业领域表现得更为突出。但就整体产业而言,致力于科技创新

---

① 闫希军:《大健康产业导论》,中国医药科技出版社,2014年。

与研发仍然利多于弊,拥有关键科技知识和发展能力的企业,便可将科技优势转化为战略上的优势,进而强化其在市场中的影响力。同时也将争夺产业"发言权"的组织数目局限于先进企业集团,减少大健康产业领导体系的不稳定因素。

健康产业的发展离不开网络技术的支持,网络技术深刻影响着健康产业的发展状况和管理模式,这种影响随着时代的变化而逐渐改变。网络与传统健康产业相结合建立健康产业管理平台,有利于健康产业信息的共享和共建,有力地推动了健康产业和健康产业管理高效发展[①]。

(二) 成长性和抗风险性较强

"康德拉捷夫经济"周期和"财富第五波"当中,健康产业都是主导产业,其基础是人类日益增长的对于健康和舒适度的需求。高成长性与抗经济周期是健康产业链的基本特性,这种特性使得健康产业具有相对较弱的周期性,应对全球金融危机等外部经济变化的能力较强。以经济大萧条时期的美国为例,美国健康产业就业情况持续良好,为经济和社会创造了巨大的效益,仍然具有较强的吸引力,而同时期的其他产业均受到重创。此外,科技的发展促进了生产率的提高,许多行业中机器替代人工的现象屡见不鲜,就业人数逐渐减少,而健康产业不同,往往需要较多的当面沟通和交流。美国在过去的十年里,医疗保健行业成为吸纳就业人数最多的行业。2020 年美国第一批"婴儿潮"(特指"二战"后美国生育高峰)已经 74 岁,使得健康产业的用工数量爆炸式增长。成长性和抗风险性较强使得健康产业成为推动世界经济发展的有效武器。

健康产业具有多方面特性,第一,服务性与异质性,健康产业服务对象为居民,居民的身体和心理健康状况存在一定的差异,不同消费者人群具有特定的服务需求,需要专业化和有针对性的服务才能取得较好效果。

---

① 丘彩霞、徐静、郭汉章、罗雪琼、周毅:《网络环境下我国健康产业现状及其发展模式》,《现代医院》2012 年第 11 期。

第二,供方主导,由于健康产业的专业性较强,供方的信息量远远大于需求方,因此服务的种类和数量受供方控制,供方在服务投入和产出方面具有决定权,影响着最终服务价格,需求方只能听从供方的安排,不具备自主选择权。第三,效益外溢,个人的健康与家庭的和谐和社会的稳定息息相关,健康服务能够改善消费者的健康状况,进而影响周围人的健康理念,无形中起到了宣传和引导的作用,推动了社会中优良生活方式的普及。世界银行专家对过去50年的经济增长进行了测算,认为其中8%—10%归结于人群的健康,发达国家已经将健康产业作为支柱产业,以美国为例,美国健康产业规模已经达到1.4万亿美元,占总GDP的比重为14%,庞大的产业规模带动了其他产业的发展。居民的收入增加到一定程度后健康产品的消费量倍增,并且具有可持续性。不论是发达国家还是发展中国家,人口结构的重心都在向老龄人口移动。人力资本理论认为健康、知识、技能和工作经验决定着劳动者的人力资本数量,人们在青少年时期注重教育、知识和技能的投资,为获取高收入创造了更大的机会,然而中年后以上人力资本的投入遇到了瓶颈,健康作为提高人力资本重要因素显得越来越重要,这也是中年以后的人们更愿意投资健康的重要原因。可预见,在今后相当长的一段时期内(有专家预测中国人口老龄化在2070年之后才会出现缓解),这种由人口结构上的变化带来的健康刚性需求具有可持续性,带动其他新兴产业发展的同时,促进国家和地区层面的合作,促进社会稳定和经济的发展。①

（三）附加价值链长,企业间相互依存度高

健康产业以健康观念为主导,同时将众多产业融合在一起,各产业之间相互交叉融合,相互渗透,汇集而成庞大的产业集群②。社会的不断进

---

① 闫希军:《大健康产业导论》,中国医药科技出版社,2014年。丘彩霞、徐静、郭汉章、罗雪琼、周毅:《网络环境下我国健康产业现状及其发展模式》,《现代医院》2012年第11期。

② 丁小宸:《美国健康产业发展研究》,博士学位论文,吉林大学,2018年。

步和生活水平的不断提高使得人们将更多的时间和精力投入自身和家族健康水平上,主动预防各种疾病,早期采取干预措施提高健康水平,传统的医疗模式很难满足人们对健康生活的需求,针对生命全阶段的新产业模式这种背景下诞生了。不仅涵盖了对致病危险因素预防,还包括了对生活方式、生活环境、饮食习惯、个人心理以及家族遗传等方方面面的干预和影响。另外,还要加强对患者增加较快的慢性病监督和管理,提高患者的生活质量。健康产业是一个不断扩容的产业,不断有新的产业融入其中,产业融合的过程不断进行,这一过程起到了对健康观念的传播和扩散,有效地推动了传统健康产业升级改造。

对健康制造业而言,虽然研发时间长达 10 至 15 年,但是在其产业结构的价值链上,各技术分工间的依赖程度高。其中与传统产业或是 IT 业不同之处,在于其产业结构中任何一个研发阶段的技术、专利等无形资产,都能适时将其知识"产权化",通过资金筹集再加以"有价化",作为变现依据。新产品研发的不同阶段都可由专门生物科技公司或大型药厂负责,其所提供之技术或产品均为新产品开发过程中重要环节,并且每一个环节都可以"资本化",即投资在新产品研发过程中,"进入"与"退出"的资金转移在健康制造业当中是常见现象,因为不同的企业,在不同产业链上各有所长,而且基本上是相互依存的。

(四)消费者将拥有更多的话语权

健康产业具有广泛的消费群体,包括孩子、青少年人和中老年人,还包括健康人、病人和亚健康人,对于每个消费者来说又具有持续性,包括每个消费者的生、老、病、死全过程。健康产业解决的问题既包括意外事故和环境污染等外界作用的问题,也包括精神压力和情感问题等个人心理的问题,还包括作息习惯和缺乏健康素养等引起的问题。人类的存在和发展过程是健康产业不断向前发展的过程[①]。与传统医疗和医药产业

---

① 魏际刚:《健康产业的战略意义》,《新经济导刊》,2012 年第 4 期。

不同,健康产业更加贴近消费选择,被动消费的特点逐渐减弱,与之对应的是越贴近终端,消费者越有发言权。当前人们的健康主要影响因素发生了根本性的变化,健康的损害主要是由不良生活方式引起的非传染性疾病,企业在进行产品和服务开发过程中必须考虑人们的生活习惯、健康数据、收入情况以及健康需求。

传统健康产业正在改变其布局,从原来以解决公众健康转变为以个体健康为首要任务,朝着个性化、科学化、系统化的方向发展,形成大健康服务体系。传统健康体系中的被动消费者的主动性正在凸显,消费者对话语权的拥有程度显著高于传统的医药产业。[①]

(五)内涵丰富且需严格监管

与其他产业不同,健康产业产品市场的竞争规律较复杂,影响因素包括遗传因素、文化和生活习惯以及医疗卫生制度等等。医疗和医药产业作为健康产业的核心产业,消费者被动消费的特点较强,而健康管理和保健品消费则不同,消费者具有一定的主动性,其中健康管理的消费者主动性最强,保健品消费次之。因此为了保证消费者的健康安全,需要对健康产业严格监管。[②] 由于健康产业的产品直接与生命健康维护和促进有关,它带给社会的是无形价值——健康关乎民生和国力。对无形价值的认同是保证健康产业向前发展的必要保证,健康产业的参与者需要高扬生命和健康价值观,这也是大健康产业能够健康发展的基本依据。基于健康产业不论对于个体、社会和国家而言都事关重大,这就决定了不论是健康制造业还是服务业都是无形之手无法大包大揽的,其发展受到政府相关政策和法规的重大影响。

---

① 闫希军:《大健康产业导论》,中国医药科技出版社,2014年。
② 丘彩霞、徐静、郭汉章、罗雪琼、周毅:《网络环境下我国健康产业现状及其发展模式》,《现代医院》2012年第11期。

第二节 国内外研究进展

一、国外相关研究进展

国外对健康产业的研究主要集中在健康医疗产业,健康服务、药品生产和销售、医疗设备以及健康管理是健康医疗产业的主要内容,研究的维度主要包括社会功效、产业组织与集群以及产业内部的管理等视角。皮尔泽(2014)认为健康产业是为了并未患病的人提供产品和服务而产生的,其存在意义在于使未患病人群防患于未然,并借助健康手段延缓衰老,获取更大的健康,他大致将健康产业分为医疗产业和保健产业两大类[①]。埃贝勒(2010)扩大了健康产业的范畴,他认为积极和健康的生活方式也能为健康产业提供产品和服务[②]。罗斯·迪沃尔(Ross C. DeVol)、康仕学(Rob Koepp)引入了"健康极"的概念来描述美国各城市间健康医疗产业的发展情况以及健康产业在各个城市的重要程度。

美国财政政策学院在《健康医疗产业的趋势与问题》研究指出健康医疗产业对纽约经济与劳动力市场具有较大贡献。辛西娅·恩格尔(Cynthia Engel)对 20 世纪 90 年代初美国健康服务业就业人员数量和人均工资下降的原因进行了分析,开展了从业人员结构的变化的研究,随后指出健康服务业仍然是促进美国就业的主要行业。马丁·盖娜(Martin Gaynor)和黛博拉·哈斯-威尔逊(Deborah Haas-Wilson)认为健康医疗产业结构的变化是竞争、效率以及公共政策导向多方面共同作用的结果,

---

① Pilzer P Z, Lindquist R. *The end of employer-provided health insurance:Why it's good for you and your company?* New Jersey:John Wiley & Sons, 2014.

② 贝恩德·埃贝勒:《健康产业的商机》,中国人民大学出版社,2010 年,第 15—16 页。

美国对于健康医疗产业集群的研究包括生物技术及医药制造产业集群两个方面,但是鲜见有针对健康服务的产业集群的研究。克里斯蒂安·科特尔(Christian HM Ketels)分析了波士顿生命科学产业集群的特点和发展现状,重点对研究机构和产业之间的合作关系进行了研究。

此外,还有学者重点针对健康医疗产业管理方面的研究,主要集中在成本、质量、绩效和组织文化等。贝里(Berry. R. E)针对医院开展服务的成本和效率进行了研究,大卫·谢尔曼(H. David Sherman)主要针对医院的成本和绩效进行了研究,并对比了营利性与非营利性医院之间的差别。帕特里克·阿苏博滕(Patrick Asubonteng)在系统梳理美国健康医疗产业中质量管理的研究脉络,指出全面质量管理目标(TQM)健康医疗产业发展具有重要作用。

二、国内相关研究进展

健康产业是国民经济中极具发展前景的新兴产业,具有拉动内需增长和保障改善民生的双重功能。我国政府高度重视人民健康工作,于2016年10月出台了《"健康中国2030"规划纲要》,是我国首次提出国家层面健康领域中长期战略规划,对于保障人民健康、推进全面建成小康社会具有重大意义。

《"健康中国2030"规划纲要》中强调要加快转变健康领域发展方式,从整体的角度上提高健康水平,促使健康公平。从健康中国战略看,健康产业涵盖人民生活的方方面面①。

国内对健康产业的研究逐步深化。《国务院关于促进健康服务业发展的若干意见》中界定了健康服务业的概念②,强调健康服务业是以人民群众身心健康为目标,其涵盖的领域和范围涉及人民群众身心健康的方

---

① 姚常房:《幸福产业有了"健康边界"》,《健康报》2019年5月16日。
② 倪春霞、张晓燕:《从公共产品理论看健康产业的概念与分类》,《卫生经济研究》2016年第6期。

方面面①。2010年《成都市健康产业发展规划(2010—2017)》对健康产业的概念和分类进行了定义,指出健康服务产业和健康制造经营产业构成了健康产业。2012年《鹰潭市大健康产业发展规划》对大健康产业进行了定义,指出健康产品、健康服务和健康文化构成了大健康产业。2014年《深圳市生命健康产业发展规划(2013—2020年)》对生命健康产业进行了定义,指出生命健康服务业和生命健康制造业构成了生命健康产业。

国内学者们由于研究视角不同而导致对健康产业研究有所不同,梳理起来主要基于以下视角。

第一,对健康产业内涵与外延的深入探讨。健康产业还包含与人们身体健康具有间接关系的边缘性产业,如制药设备、包装产业、服务业等相关活动所涉及的产业②。宫洁丽等(2011)认为,健康产业包含医疗和非医疗两大类别,涵盖了健康管理、医疗保健等多个与人们健康制造经营和健康服务业领域③。基于产业链角度,胡琳琳等指出健康产业包括多个产业,既包括传统健康产业,又包括以维持健康为目的前端健康产业④,又包括以健康养生和休闲娱乐为目的的后端产业,横跨了第一、二、三产业的生产和服务环节⑤。王欣等(2013)基于健康消费需求和服务提供模式角度,健康产业形成了以医药产业、医疗产业、保健品产业、健康管理与服务产业等为代表的四大基本产业集群,具体包括医疗性和非医疗性健康服务两大类。

第二,对国外健康产业发展经验的总结和借鉴。健康产业在发达国

① 曹亦鸣:《河南省构建现代健康产业体系的可行性分析》,《时代经贸》2020年第5期。

② 张意:《基于RBF神经网络的大健康产业盈余预测研究》,硕士学位论文,南京邮电大学,2020年。

③ 宫洁丽、王志红、翟俊霞、席彪:《国内外健康产业发展现状及趋势》,《河北医药》2011年第14期。

④ 傅卫、郭锋、张毓辉:《健康中国建设中卫生费用与健康产业评价指标的辨析》,《中国卫生经济》2021年第1期。

⑤ 胡琳琳、刘远立、李蔚东:《积极发展健康产业:中国的机遇与选择》,《中国药物经济学》2008年第3期。

家兴起较早,美国政府于20世纪70年代出台国家层面的健康法案,并逐渐在西方发达国家推广,其促进医药医疗产业、健康服务业发展的经验较为成熟(丁小宸,2018)。张艳等(2012)试图从辉瑞、雅培等知名健康企业的发展经验中找到对打造中国强有力的自有健康企业品牌的发展出路。在细分产业方面,方欣叶等(2015)、宗蕊等(2017)分别对高端医疗服务业和营养健康产业发展的国际经验进行了总结,并对我国对应产业进行了展望。

第三,对健康产业发展现状和战略路径研究。学者们通过不同的案例分析,不断思考着适合我国健康产业的发展战略[①]。基于健康产业的融合发展的视角,魏巍[②]和韩松[③]分别以产业价值链共建和人口老龄化为切入点,对体育产业和养老产业与健康产业协调发展的可行性战略模式和重要性进行分析探讨。中国的健康产业虽然已经取得了一定的发展并形成了相对完备的产业体系,但是在创新驱动、产业定位等方面依然存在改进之处,新兴的金融模式和健康产业深度融合的可能性也逐渐被论证(苏汝劼、张寰宇,2018)。另外,部分学者[④]对区域健康产业发展现状给予了关注并开展了实证分析,王波等(2012)、郭艳华等(2014)、张瑜琼(2013)等学者分别对秦皇岛南戴河国际健康城、广州健康产业发展模式、长三角等各具特色的健康产业进行了具体分析,并从省域尺度、市域尺度和区县尺度,因地制宜提出了健康产业升级的路径。在健康产业的细分领域上,学者们以健康服务业、养老服务产业、生物医药产业、移动健康产业、中医药产业等为对象进行了研究,同时,健康产业与旅游业的融

---

① 张俊祥、李振兴、田玲,等:《我国健康产业发展面临态势和需求分析》,《中国科技论坛》2011年第2期。

② 魏巍:《基于产业价值链共建的我国体育产业与健康产业协同发展模式研究》,《当代经济管理》2015年第10期。

③ 韩松:《人口老龄化背景下我国体育产业与养老产业融合发展研究》,北京体育大学博士学位论文,2018年。

④ 刘青松:《我国健康产业的可持续发展策略探索》,《改革与战略》,2012年第4期。

合发展成为了新兴研究方向。

第四,健康产业水平评价和空间特征研究。国内对健康产业发展水平进行测度和空间分布研究相对较少(韩增林、管敦颐,2021),主要研究健康产业细分产业总体发展水平、竞争力水平、产业效率的评价和产业布局。李佳朋和李奇明(2020)根据新发布的健康产业统计分类评价了省级尺度的健康产业发展水平,结合空间分析法发现其存在显著的空间差异和空间集聚效应,大部分学者(如赵银娥、易琼燕等)更加关注健康产业的构成并对其进行评价。朱孟珏和庄大昌(2018)对健康产业空间格局研究中,通过对全球各个国家健康产业及其细分领域的时空演化进行了刻画,进一步探讨健康产业资源分配和空间流动规律。姜若磐(2018)探讨了近郊和远郊健康城的健康服务业产城融合空间模式。在细分产业方面,张锋(2018)和罗赛(2020)对我国健康医疗信息产业集聚和医疗产业集聚的空间演变特征以及不同地区卫生资源利用效率的差异进行了探讨与总结。

第五,对健康产业集群的研究上主要涵盖实证研究与案例研究两方面。实证研究主要从中医药产业、生物医药等展开,关华杰(2014)对城市内部的中医健康产业如何依托中医院的发展形成产业集群进行探讨并给出具体的发展计划。随着中医药创新水平的提升,在药材的生产原地建立研发、生产和集散中心是中医药种植业集群的普遍发展模式。围绕健康产业链不同环节的发展需求,对健康产业园区和特色小镇的研究日益成为各地区推动健康产业发展的重要载体。王兰和蔡洁(2020)对健康产业园区的分布特征进行分析,指出在后疫情时代健康产业园区的发展应重点加强促进城市健康产业的发展能力和应对疫情能力建设。同时,在健康城规划中应充分考量区位优势、产业选择、生态景观等因素的影响,增强园区规划引导和发展能力[①],注重健康产业发展与特色小镇建

---

① 叶平:《浙江健康产业类特色小镇建设研究》,硕士学位论文,浙江工业大学,2017年。

设的有机融合,加强产业发展的空间组织模式与规划布局。①

三、研究述评

目前学界争论的焦点集中在以下三方面。

一是关于健康产业的范围界定。目前理论界分歧比较大。廖喆(2008)认为健康服务业是处于健康医疗产业链高端,是提供医疗卫生服务产品要素、活动以及社会关系给整个经济社会,具有医治和预防疾病、为人民提供健康保障和促进人们身体素质提高的作用。

二是关于健康产业的发展模式研究。现代社会工作节奏快,生活压力大,人们对健康服务的需求持续增长,然而对于如何发展健康产业尚未形成一个统一的模式,欧美等发达国家市场经济体制相对完善,经过多年的发展已经将健康产业打造成结构较为完整、运行有序的体系。随着人均收入水平不断提升,我国居民对于医疗保健的需求与日俱增,其消费理念也产生变化,"治未病"的需求不断提升,对现有医疗体系产生了冲击;同时,随着我国老龄化和高龄化程度日益加重,高龄、空巢、半自理和完全不能自理的老人数量持续快速增长,对于健康养老问题的需求不断提升,如何构建适合我国国情的健康养老模式成为当前亟待解决的问题②。健康管理和健康服务的相关支撑产业也需要加快发展步伐。

三是关于健康产业发展的制度设计。健康产业涉及的主体范围较为广泛,其发展过程中需要政府、社会组织、企业、个人等多元主体的互动与合作,需要构建一个较为完备的制度框架及体制机制来保障其有效运行。我国健康产业的发展仍处于起步阶段,对于制度层面的研究尚不完善,并且各个地区的经济发展程度差异导致健康产业的发展水平存在差距,制

---

① 王晓宇:《大健康产业特色小镇的产镇融合空间组织研究》,硕士学位论文,山东建筑大学,2019年。

② 房红、张旭辉:《康养产业:概念界定与理论构建》,《四川轻化工大学学报(社会科学版)》2020年第4期。

度设计上需考虑到地区差异问题。

　　现有研究存在的主要问题:第一,对健康产业问题的研究缺少一定的理论基础,基本停留在对健康产业发展现状与存在问题的分析阶段,且由于健康产业统计体系正逐步健全,对健康产业的定量与实证分析仍处于起步阶段。第二,从实践基础来看,健康产业的研究存在着对实际案例分析不够透彻和实证性政策较少等问题,涉及的相关政策缺少系统性分析。第三,对健康产业的比较研究不足。对国际和国内健康产业的比较以及针对具体某一个区域的实际特点制定相应发展模式的研究缺少针对性。

第二章　世界健康产业发展现状与发展趋势

　　健康产业不仅已经成为全球最大的产业之一,也是全球当下乃至未来几年关注的热点。相关数据显示,近年来世界生命健康产业产值每五年翻一番,年均增长率高达 20% 以上,是世界经济增长率的 10 倍左右。从全球健康产业的新一轮增长的因素来看,主要来自健康意识的整体增强、人均健康需求的持续释放、人口老龄化的不断加速以及生命科学、生物技术、信息技术等历史性交汇带来的增长动力。老龄化现象日趋严重、人口增长迅速、慢性病更加普遍,虽然当前全球经济增长速度普遍放缓,但健康产业发展仍保持较好的增长速度。

第一节　全球健康产业发展概况

　　健康产业是支撑国家医疗卫生体系建设的重要基础和促进医疗服务水平提高的重要支撑,是世界各国争夺最激烈、最重要的战略制高点之一,世界主要发达国家和新兴经济体纷纷部署发展健康产业,在各个健康领域争取引领发展的良好局面,强力推动大健康产业发展。2019 年底,新冠疫情让人们前所未有地意识到健康的重要性,虽然短时期内健康产业受到冲击,但从长期看,健康产业危中有机。①

一、全球健康产业规模稳步增长

在过去几年里,全球各地都经历了重大变化和破坏,全球经济曾在2017—2019 年呈现强劲的增长,随后 2020 年的疫情带来了巨大经济冲击。全球健康研究所(Global Wellness Institute)于 2021 年 12 月发布的《全球大健康经济产业》报告显示,全球大健康经济产业规模从 2017 年的 4.3 万亿美元增长到 2019 年的 4.9 万亿美元,年均增速 6.6%,显著高于全球 GDP 增速(4.0%)。2020 年,全球大健康经济产业规模下降11.0%至 4.4 万亿美元,同期全球 GDP 下降 2.8%。2020 年已经成为了疫情前后的分水岭。

全球医疗健康支出趋于稳定。经济合作与发展组织(OECD)数据显示,2019 年 OECD 国家平均医疗健康消费支出占国内生产总值(GDP)比重为 8.8%,自 2009 年以来始终保持在 8.7% 左右。根据艾媒数据中心的预计,2030 年,健康医疗消费支出占 GDP 的比重将达到 10.2%(见图2-1)。

从各个国家健康消费支出看,不同国家健康消费支出的差异较大(见图 2-2)。2019 年,美国医疗健康消费占国内生产总值(GDP)的16.8%,远远超过排名第二位的德国(11.7%)和第三位的瑞士(11.3%)。法国(11.1%)、日本(11%)、瑞典(10.9%)、加拿大(10.8%)的健康消费支出占国内生产总值的比重均处于较高水平。中国(5.1%)、土耳其(4.3%)、印度(3.6%)、印尼(2.9%)的医疗健康支出占国内生产总值(GDP)低于 6%,尚未达到平均水平。

各国人均医疗健康支出差距明显。OECD 国家的人均卫生支出(根

---

① 深圳市健康产业发展促进会:《深圳健康产业发展报告(2017)》,中国经济出版社,2019 年。

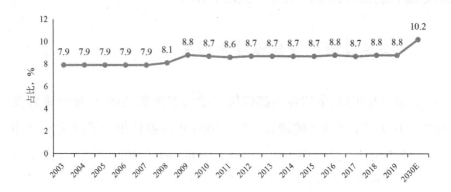

图 2-1　2003—2030 年 OECD 国家医疗卫生支出占 GDP 的比重

数据来源：OECD，艾媒数据中心

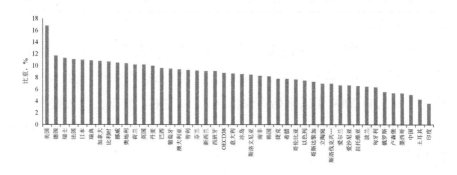

图 2-2　2019 年不同国家医疗卫生支出占 GDP 的比重

数据来源：OECD 健康统计 2021

据购买力的差异进行调整) 超过 4000 美元。其中，2019 年，美国的人均卫生支出将近 11,000 美元，医疗健康支出已成为美国家庭消费的最大支出项目。瑞士、挪威、德国等国家的人均卫生支出均处于较高水平，远高于经合组织其他国家。相比之下，墨西哥、土耳其和哥伦比亚在医疗健康方面的支出则仅为美国的十分之一，人均约为 1000 美元 (见图 2-3)。而中国的人均卫生支出为 811 美元，仍处于较低水平。

　　全球健康产业结构保持稳定。从全球健康产业市场布局来看，北美地区健康产业规模占全球市场总量的 40% 以上，北美健康产业的市场规

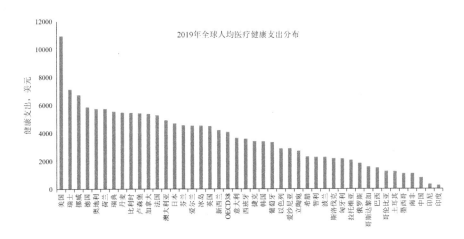

图2-3　2019年全球人均医疗健康支出分布

数据来源:OECD Health Statistics 2021

模位居全球前列。同时,发展中国家的健康产业起步比较晚,但由于经济
发展和人们健康意识的提升,促进了健康市场整体需求的增长。相关数
据显示,2017—2019年拉丁美洲医疗总成本支出年平均增长趋势保持在
10.8%;中东和非洲医疗总成本支出的平均增长趋势保持在10.2%;亚太
地区医疗卫生总成本支持的平均增长趋势保持在7.3%(见表2-1)。

表2-1　2017—2019年全球各地区医疗总成本支出趋势

(%)

区域	2017	2018	2019
北美洲	11.0	11.4	11.1
拉丁美洲	11.1	10.8	10.6
中东和非洲	8.5	9.9	12.4
亚太地区	7.1	7.0	7.8
欧洲	4.4	5.0	5.0

资料来源:Willis Towers Watson 深圳健康产业发展报告(2019)

二、全球药品市场增速加快

近年来,随着全球经济的稳步发展、人口总量增长、老龄化程度以及人们健康意识的不断增强,新兴国家城市化建设的推进和各国医疗保障体制的不断完善,全球医药市场呈持续增长趋势。统计数据显示,2013—2020 年全球药品市场销售总额由 8993 亿美元增长至 12,987 亿美元,年均复合增长率约 5.4%,[①]高于同期全球经济增长速度(见图 2-4),预计2021 年全球医药市场规模将达到 13,935 亿美元。随着大量创新药的专利保护不断到期,创新药研发成本不断上升,以及各国政府对医疗费用支出的总量控制,药品市场规模及增速将出现明显的地区差异。

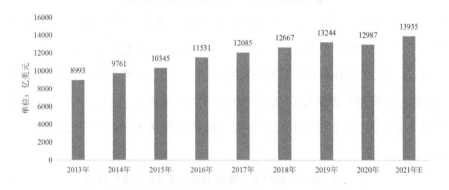

图 2-4 全球医药市场规模

资料来源:弗若斯特沙利文、中商产业研究院整理

全球医药市场中生物制剂表现突出。当前,全球医药行业市场结构主要包括化学药物市场、肽类药物市场和生物制剂市场(见图 2-5)。2020 年,全球医药市场中化学药物市场占比最大,为 74.3%,其次为生物制剂,占比为 20.8%,肽类药物占 4.8%。而增速最快的为生物制剂,其市场规模由 2016 年的 1904 亿美元增加至 2020 年的 2707 亿美元,年均

---

① 2021 年全球医药市场规模及细分行业市场规模预测分析(图)_腾讯新闻(qq.com),https://new.qq.com/rain/a/20210820A02TCI00(2021-8-20)[2022-3-20]

复合增长率为9.20%,是目前全球医药市场中年均复合增长率最快的类别。化学药物的市场规模受疫情影响最大,从2016年的9059亿美元增长至2019年的10,042亿美元,受疫情影响,2020年市场规模小幅下降,为9652亿美元,2016—2020年的年均复合增长率为1.60%。肽类药物包括胰岛素药物和非胰岛素肽药物,目前肽类市场正处于增长态势,其市场规模从2016年的568亿美元增长至2020年的628亿美元,年复合增长率为2.54%。

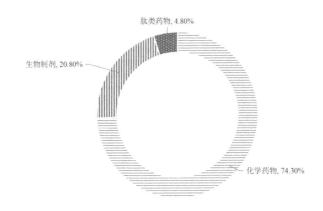

图2-5　2020年全球医药细分市场占比情况

当前,全球医药市场以欧美发展较为成熟。从全球重点医药前20名企业的分布来看,主要集中在欧美地区。2021年6月,美国《制药经理人杂志》(*Pharm Exec*)公布的2021年全球制药企业TOP50榜单来看(见表2-2),排名前20的企业处方药的销售额达到5803.96亿美元,占药品市场的44.7%,其中,处方药销售排名第一的是罗氏。2021年的榜单中(见表2-3),中国共有5家药企入选,分别为云南白药(第37名,47.41亿美元)、恒瑞医药(第38名,42.03亿美元)、中国生物制药(第40名,38.93亿美元)、上海医药(第42名,35.85亿美元)和石药集团(第44名,32.42亿美元),是中国药企自2019年首次入围榜单后、入围数量最多的一次,反映了中国药企的实力不断提升。

表 2-2　2021 年全球药企排名

排名	企业名称	总部	2020 年处方药销售额(亿美元)
1	罗氏	瑞士	474.92
2	诺华	瑞士	472.02
3	Abbvie	美国	443.41
4	强生	美国	431.49
5	BMS	美国	419.03
6	默沙东	美国	414.35
7	赛诺菲	法国	358.02
8	辉瑞	美国	356.08
9	GSK	英国	305.86
10	Takeda	日本	278.96
11	阿斯利康	英国	255.18
12	安进	美国	240.98
13	吉利德	美国	238.06
14	礼来	印第安纳	226.46
15	诺和诺德	丹麦	194.44
16	拜耳	德国	189.95
17	勃林格殷格翰	德国	164.56
18	安斯泰来	日本	115.15
19	Viatris	美国	114.95
20	Teva	以色列	110.09

资料来源:根据公开资料整理。

表 2-3　中国企业入围全球制药企业 TOP50 榜单情况

年度	入围企业数量	企业名称(销售收入与排名)
2019 年	2	中国生物制药(31.42 亿美元,第 42 名)
		恒瑞医药(25.70 亿美元,第 47 名)

续表

年度	入围企业数量	企业名称(销售收入与排名)
2020 年	4	云南白药(42.84 亿美元,第 37 名)
		中国生物制药(33.73 亿美元,第 42 名)
		恒瑞医药(33.21 亿美元,第 43 名)
		上海医药(28.75 亿美元,第 48 名)
2021 年	5	云南白药(47.41 亿美元,第 37 名)
		恒瑞医药(42.03 亿美元,第 38 名)
		中国生物制药(38.93 亿美元,第 40 名)
		上海医药(35.85 亿美元,第 42 名)
		石药集团(32.42 亿美元,第 44 名)

资料来源:根据公开资料整理。

全球药物研发呈现出明显的增长势头。从技术创新、研发管线到临床审批、上市销售,近年来全球药物研发表现突出,为新药市场给出了更高的期望值。2011—2019 年全球在研药物数量保持增长态势,2019 年增速最快(见图 2-6)。在研药物的构成中,临床前阶段的药物占比最大,处于临床 I 期和 II 期的药物数量次之。

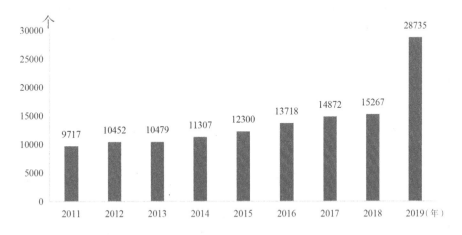

图 2-6　2011—2019 年全球在研药物数量统计情况

资料来源:全球药研新动态,《深圳健康产业发展报告(2019)》

三、全球医疗器械保持良好发展态势

医疗器械行业是关系到人类生命健康的多学科交叉、知识密集、资源集聚的高技术产业,许多医疗器械是医学与多种学科相结合的产物,其发展水平代表了一个国家的综合实力与科技发展水平。近年来,随着各大企业加大研发投入,全球医疗器械产业前景可期,从长期来看全球范围内医疗器械市场将持续增长,发展潜力巨大。根据《中国医疗器械蓝皮书(2021 版)》公布的数据,2020 年全球医疗器械市场规模为 4935 亿美元,同比增长 8.96%,市场规模持续扩大(见图 2-7)。

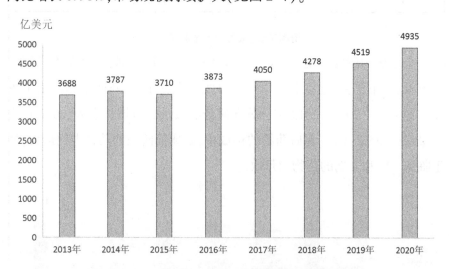

图 2-7　2013—2020 年全球医疗器械市场规模发展趋势

资料来源:《深圳健康产业发展报告(2019)》,《中国医疗器械蓝皮书(2021 版)》

欧、美、日、中等国家和地区的医疗器械市场规模庞大。欧美发达国家经过长期的发展,其医疗器械行业已步入成熟期,并形成庞大的销售网络(见图 2-8)。美国是全球领先的医疗器械市场,聚集了全球领先医疗器械企业,依托领先的科技水平和雄厚的资金实力进一步巩固了美国医疗器械市场的领先地位,2019 年美国医疗器械的消费量占全球的 39%,美国具有先进的医疗器械研发能力,技术处于世界顶级水平。欧盟是仅次于美国的医疗器械市场,根据世界卫生组织发布的《2019 年世界人口展望》,截至 2019 年末,欧盟人口达到 4.45 亿人,其中 65 岁及以上人口约为 0.91 亿人,良好的经济基础和较强的医疗器械消费能力,保障了欧盟医疗器械市场的内需驱动力。德国、法国的医疗器械制造能力较强。日本在医疗器械领域具备显著优势,特别是在医学影像领域的重要出口国。目前,中国凭借完善制造体系成为医疗器械的重要生产和出口基地,随着科技的进步和制造业的发展,以及庞大人口基数带来的潜在需求,但在高端领域仍有差距。

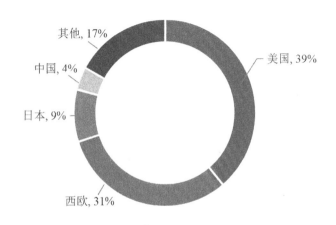

图 2-8 全球医疗器械市场规模占比

资料来源:Evaluate Med Tech,《深圳健康产业发展报告 2019》

新兴医疗器械市场有较大的增长空间。北美医疗器械市场一直处于全球领先地位,但从未来市场增量和前景来看将被西欧和亚洲超越。BMI Research 风险/回报指数(RRI Index)对不同地区医疗器械市场进行评估(见图 2-9),结果显示,未来西欧和亚洲地区将成为未来全球医疗器械领域在较低风险范围内能够获得较高回报的潜力市场。其中,西欧市场拥有较为完善的医疗体系和较为完备的政策制度,该地区老年人口数量庞大,具有较高比例的城市人口和医疗支付能力,医疗器械市场规模较大,制造业具有较好的基础条件;亚洲虽然面临着重大的监管和操作风险,但却是全球增长最快的市场,预计未来几年将出现井喷态势。

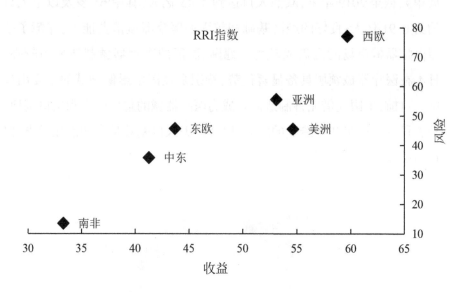

图2-9　全球医疗器械风险/回报指数
资料来源:BMI 风险/收益指数

高端医疗器械占据主要市场容量。目前全球医疗器械市场容量最大的十个领域分别是体外诊断产品(IVO)、心血管、影像、骨科、眼科、整形外科、内镜、药物传输、牙科、创伤护理,前十大具有较高附加值的高端医疗器械领域占据全球医疗器械份额的71.54%,并在未来五年内将持续保持较高的市场占有率(见图2-10)。在高端医疗器械领域,已有越来越多的中国企业在个别领域能够和国际巨头企业进行抗争,以迈瑞和联影为代表的龙头品牌逐步开始渗透高端影像市场,开立医疗开始渗透日本企业垄断的高清内镜市场。

全球医疗器械产业市场集中度较高。以美敦力、强生、雅培为首的前20家国际医疗器械巨头凭借强大的研发能力和销售网络,占据全球近

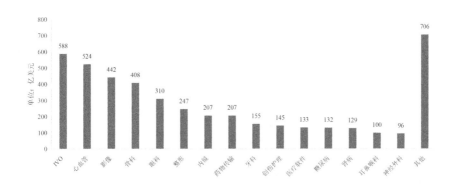

图 2-10　2019 年全球医疗器械行业细分市场规模分布情况

资料来源：前瞻产业研究院①

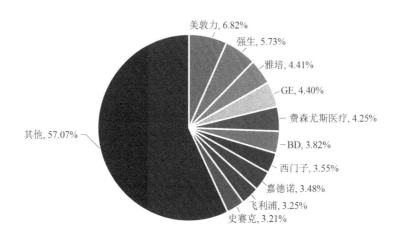

图 2-11　2019 年全球医疗器械厂商市场占有率情况

资料来源：前瞻产业研究院

45%的市场份额,相比之下,我国医疗器械市场集中度较低,在我国1.6万家医疗器械生产企业中,上市公司数量约为200家,其中新三板挂牌约

① 2021 年全球医疗器械行业市场规模及竞争格局分析全球市场规模或突破 5000 亿美元,https://bg. qianzhan. com/trends/detail/506/210730 - ff3d9504. html。(2021 - 7 - 30)［2021 - 8 - 21］

160 家,上交所+深交所+港交所上市企业 50 家左右。

四、保健食品新兴市场快速增长

随着社会进步和经济发展,人类对自身的健康日益关注。20 世纪 90 年代以来,全球居民的健康消费水平逐年攀升,对营养保健食品的需求十分旺盛。保健食品在欧美称为"保健食品"或"健康食品",也称"营养食品",德国称为"改良食品",而日本则称为"特定保健用食品",并纳入"特定营养食品"范畴。世界各国对保健食品的开发都非常重视,新功能、新产品、新造型和新的食用方法不断出现。据统计,2020 年全球保健品行业市场规模为 4380 亿美元,较 2019 年增加 265 亿美元,增长 6.44%。2017—2020 年间,全球保健品市场规模由 3588 亿美元增至 4380 亿美元,年复合增长率为 6.87%。[①]

全球保健食品市场呈现多元化发展。从市场发展状况来看,北美、亚太、欧洲是保健食品的主要市场,以美国为代表的保健食品市场已经步入成熟期,2020 年,北美保健品占全球市场 34.88%。亚太地区的保健品市场需求增长迅速,已超过欧洲,占全球市场的 30.75%,而欧洲地区占全球市场的 26.03%。

有机产品在整个保健食品市场增长较快。在市场绝对增长方面,美国有机产品市场保持全球领先,美国消费者越来越关注有机产品、简单成分产品、无人工添加剂和非转基因产品。此外,美国保健食品主流品牌为了维持美国的市场份额,也纷纷利用有机概念来增强竞争力。此外,中国也是有机产品销售大国。

天然食品和功能食品在全球销售市场中增长强劲。消费者比以往更希望了解产品所含成分,以获取更少加工和更天然的食品和饮料,这一趋

---

① 全球保健品行业市场发展分析——高瞻产业研究智库(gaozhanzx.com),http://www.gaozhanzx.com/xingyeyanjiu/zhizaoye/2021/0219/18203.html。(2021-2-19)[2021-6-30]

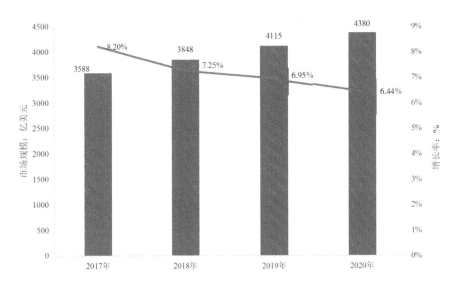

图 2-12　2017—2020 年全球保健品行业市场规模(单位:亿美元,%)

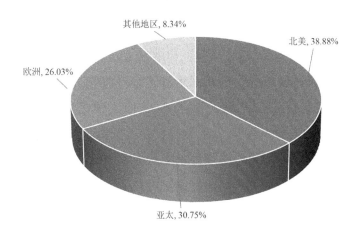

图 2-13　2020 年全球保健品市场区域占比(单位:%)
数据来源:Euromonitor、高瞻智库

势大大促进了天然食品的销售。更多的消费者喜欢含有蛋白质、矿物质或维生素含量的植物性食品,而不需要进行人工加工。在配方中添加植物成分也是一个主要趋势,由超级谷物、超级水果或菌类制成的食品越来越受欢迎。美国仍是功能食品销售最大的国家,但功能食品的驱动力主要来源于亚太和东欧地区,这些地区的消费者开始追求含有益生菌、欧米茄或维生素等功能性成分的产品,以弥补日常饮食中的营养不均衡,改善自己的健康状况。

1. 美国:成熟的保健食品市场

保健食品在美国通常被称为膳食补充剂或饮食补充剂(dietary supplements)。美国的膳食补充剂主要包括维生素类产品、草药/植物类产品、特殊补充剂产品、替食型补充剂产品、运动营养类产品等。自美国《膳食补充剂健康及教育法案》(The Dietary Supplement Health and Education Act of 1994,简称"DSHEA 法案")于 1994 年颁布以来,美国的保健食品市场迎来了高速的发展。随着美国的"婴儿潮"一代逐渐步入老年,他们对维系健康生活方式的渴求和强劲的消费能力,给美国的保健食品市场提供了更多新的发展契机。

与蓬勃发展的保健食品市场相对应的是美国食品药品监督管理局(FDA)越来越严格的监管力度。近年来,FDA 也对保健食品良好生产加工规范提出了更高的要求。2015 年底,FDA 成立了膳食补充剂项目办公室,专门负责对保健食品的安全和标示宣传进行监督,新部门的成立为FDA 在监管保健食品市场并确保产品合乎 DSHEA 法案方面提供了更多的资源。更严格的监管对保健食品及原料在美国的上市带来了更多挑战,但从另一个角度来看,这些法规要求也从根本上保证了美国消费者对保健食品质量安全的信心和市场的健康发展。

2. 澳大利亚:全球化的保健食品销售

在澳大利亚,保健食品亦称为补充药品(Complementary Medicies),包括维生素、矿物质和营养补充品、顺势疗法、芳香疗法产品和草药,也包括中药、阿育吠陀、澳大利亚本土和西方草药。

对补充药品实行严格管制,充分保障补充药品质量。与世界上大多数国家把保健品列为食品的较为宽松的管理不同,澳大利亚通过立法对补充药品行业进行严格的管制,是世界上对保健品管制最为严格的国家。由澳洲联邦药物管理局(TGA)对保健品从原料的采购、检验、生产工艺和过程到成品的包装和检验等各个环节均按照药品的要求制定了明确的规范,不能随便添加任何人工成分,也不能随意改变配方构成,所以食用起来可以说非常安全可靠,不会产生药物依赖和毒副作用。这也使得澳洲生产的保健品和其他药物一样其配方也要经过反复的实验室试验和临床试验之后才被推向市场,所以其质量的严谨和可靠而享誉世界。

澳大利亚补充药品行业成为世界级产业,其产品销往全球。澳大利亚有 82 家补充药品制造商,具有较强的制造能力,澳大利亚的补充药品生产将继续扩大,消费者对保健食品的持续高需求推动了其稳定增长。澳大利亚保健食品行业 60% 以上的公司从事出口活动,澳佳宝(Black-mores)和斯维诗(Swisse)等澳大利亚品牌在国际上得到认可和信任。澳佳宝和斯维诗是澳大利亚知名度非常高的保健食品厂商,在本土市场中品牌辨识度分别达到了 88% 和 86%。

澳大利亚对补充药品的需求旺盛。在澳大利亚使用补充药物的消费者人群巨大,对补充药品需求旺盛。补充药品还通过 500 家药店、3500家超市和 1500 家保健食品商店出售。澳大利亚补充药品以维生素和膳食补充剂为主,仅在过去的十年中,维生素和膳食补充剂的销售额就增加了 1 倍。

3. 日本:充满创新的保健食品市场

保健食品在日本被统称为健康食品。日本市场的健康食品一般有以下几类:特殊用途食品、保健功能食品(含特定保健用食品和营养功能食品)、健康辅助用食品及其他各种健康食品。日本的保健食品已有几十年的历史,自 1960 年开始市面上流行保健食品以来,保健食品市场一直是呈向上趋势。

日本健康食品市场以健康膳食补充剂为主。维生素、矿物质等基础健康膳食补充剂,以及青汁、乳酸菌等产品有力支撑了市场稳定。果昔及蔬菜果昔类的商品因为与乳酸菌配合性非常好,也带动了销售。根据东京都的调查,58% 的居民蔬菜摄取不足,从营养补充的角度来说,青汁作为生活必需品的地位已经无法撼动。

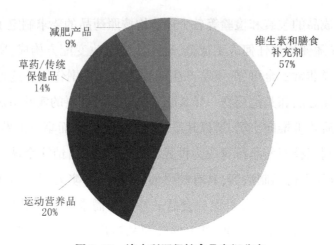

图 2-14　澳大利亚保健食品市场分布

资料来源：Complementary Medicines Australia（2018）。

日本的保健食品通过各种"微创新"，以"人性化"为最高目标，让消费者乐于接受。例如，中国是中药的发源地，中药类保健食品的功能虽然不差，但却多少带点苦味，但是日本保健食品公司却通过改良，让中药类保健食品变得更容易入口。另外，日本医药品保健食品公司的创新，一直都围绕消费者深层次的心理需求进行产品开发，缔造了许多创新产品，填补了市场的空白。

五、全球智慧医疗保持高速增长

随着新一代信息技术的快速发展，基于物联网、云计算、大数据等信息技术与传统医疗服务相结合的智慧医疗加快布局，通过搭建跨区域、跨医疗机构的智慧医疗信息服务平台，实现区域资源配置的优化调整，推动网络预约、双向转诊、优化就诊流程，极大地推动了医疗服务体系智慧化。全球智慧医疗产业加速发展。在移动医疗、远程医疗等新模式的带动下，全球智慧医疗市场规模快速增长。根据相关机构的预测，智慧医疗市场规模在 2020 年达到 2300 亿元美元。从区域来看，全球智慧医疗市场主要集中在美国、欧洲、日本和中国，而产品生产主要集中在美国、欧洲和日本。

1. 美国:智慧医疗强国,产业发展成熟

美国从 2011 年开始制定了与智慧医疗相关的政策。2011 年,美国联邦政府专门负责信息化规划的国家卫生信息技术协调办公室(ONC)制定战略规划,提出了智慧医疗的发展愿景——高质量的医疗照护、低成本、群体健康与民众参与,并就发展具体目标和策略提出具体举措。美国于 2015 年进一步完善了相关规划,更加强调以个人为中心、加强健康管理、提升照护质量、促进科学研究等内容。

美国智慧医疗产业拥有强大的研发实力,植入式医疗设备、大型成像诊断设备、远程诊断设备和手术机器人等智慧医疗设备的技术水平世界领先,成为全球最大的智慧医疗市场和头号智慧医疗强国,目前,美国移动医疗、智慧医疗市场约占据全球市场份额的 80%,同时全球 40% 以上的智慧医疗设备都产自美国。

美国智慧医疗产业聚集区主要位于加利福尼亚州、明尼苏达州和马萨诸塞州。其中,明尼苏达州的支柱产业就是智慧医疗,并拥有数以千计的智慧医疗企业和众多国际巨头总部。

2. 欧洲:市场交易旺盛,发展前景广阔

2015 年德国、法国、英国、意大利、西班牙等西欧 11 国智慧医疗设备市场销售额约为 500 亿美元,同比增长 10% 左右。由于老龄化社会、大批计划外移民涌入和医疗设备更新的需要,市场需求仍将继续保持增长。

德国智慧医疗产业规模仅次于美国,是欧洲最大的医疗设备生产国和出口国。德国拥有 170 多家智慧医疗设备生产商,其中绝大部分为中小规模公司,所生产的医疗设备中大约有三分之二用于出口。

法国是欧洲第二大医疗设备生产国,也是欧洲主要医疗设备出口国之一。法国智慧医疗市场总销售额约占欧洲市场总份额的 16%。法国进口智慧医疗产品与出口智慧医疗产品价值相当,进口产品主要集中在MRI、PET、螺旋 CT 等先进电子诊断成像设备以及植入式智慧医疗设备。

英国的智慧医疗市场规模与法国相当,其智慧医疗产品进口额远高于出口,是世界上最大进口医疗设备国家。英国先后制定了两版智慧医疗发展战略。英国政府分别于2008年和2014年制定了两轮智慧医疗发展战略,对加强智慧医疗的发展方向、重点领域、医疗保健人员资源使用要求、长期照护支持等方面进行了规范。英国人口老龄化和社会工业化造成的疾病困扰,将使智慧医疗产业在未来几年以8.2%左右的速度保持快速增长。

意大利智慧医疗市场居欧盟第四位。意大利拥有相对完备的智慧医疗产业,其出口额大大高于进口额,与德国并列为欧洲两大医疗设备出口国。

西班牙智慧医疗市场是以进口为主的市场。其中美国智慧医疗产品占西班牙进口智慧医疗产品的三分之一,其他进口智慧医疗产品主要来自欧盟国家及亚洲等。

3.日本:市场需求巨大,积蓄发展潜力

日本对ICT(信息与通信技术)产业的发展一直非常重视,并将健康医疗大数据用于控制医疗费用。2012年7月,日本总务省发布"活跃ICT日本"新综合战略,将大数据作为重点发展领域。2013年6月,日本政府正式公布了新IT战略——"创建最尖端IT国家宣言"。该宣言全面阐述了2013—2020年以发展开放公共数据和大数据为核心的日本新IT国家战略,提出要把日本建设成为一个具有"世界最高水准的广泛运用信息产业技术的社会"。2014年6月,日本对该宣言进行了更新,鼓励各方在医疗健康大数据平台下,灵活利用医疗数据,改进健康管理和疾病预防,建立健康长寿型社会。从2015年开始,日本政府利用诊疗报酬明细表的数据控制医疗费,通过对大数据的分析,计算出医疗费中的浪费成分,促使各地方政府设定控制医疗费的具体数字。政府制定了在2025年前削减5万亿日元(约487亿美元)医疗和护理费用的目标,利用大数据控制将成为其中的一种手段。

日本智慧医疗市场是仅次于美国的第二大智慧医疗消费市场。在日本智慧医疗市场上,西方发达国家尤其是美国的智慧医疗产品占有很大比例。日本已进入高度老龄化社会,60 岁以上老人占该国总人口的比例已达 20.5%,与老年疾病有关的智慧医疗产品,包括心脏起搏器、人造心脏瓣膜、血管支架、胰岛素泵、人工关节等植入性产品需求极为旺盛。同时,近年来陷入亏损的日本电子业巨头纷纷转型智慧医疗产业,将进一步促进日本智慧医疗产业的发展。

第二节 国外健康产业发展实践

一、美国:全科医生制+健康保险+领先的生命科学

美国健康产业最早起源于 1963 年,以护理保健和医疗服务为主,是仅次于制造业、服务业、金融保险业、房地产业的产业[①],是增速最快的产业。金融危机后,美国的制造业和零售业萎缩,日常消费萎靡不振,健康产业却异军突起,成为美国经济的重要支柱产业。美国的健康产业是指提供预防、诊断、治疗、康复和缓和性医疗商品和服务的部门的总称,通常包括家庭及社区保健服务、医院医疗服务、医疗商品、健康风险管理服务、长期护理服务等领域。美国健康产业比例分布如图 2-15 所示,从占比看,家庭及社区保健服务占一半,是健康产业最大的板块。

(一)完善的健康促进政策体系

美国通过制定健康战略、健康立法、健康传播等方式推动健康产业发展、促进国民健康素养提升[②]。

以政策、法律推动健康服务业发展。美国是最早关注健康管理的国家之一,通过制定完善的健康促进政策和立法推动健康产业发展。第一,以立法促进产业发展、维护市场秩序。《健康维护法案》为健康维护组织提供立法,《联邦食品、药品和化妆品法案》《反垄断法》《专利保护法》有效保障了食品、药品安全并维护市场秩序。第二,针对健康服务业的重点领域制定发展规划,如《生命科学产业发展规划》明确了生物制造技术和

---

① 罗军:《重新定义健康产业》,电子工业出版社,2020 年。
② 余莉、董微微:《美国健康服务产业发展经验对我国的启示》,《中国商论》2017年第 23 期。

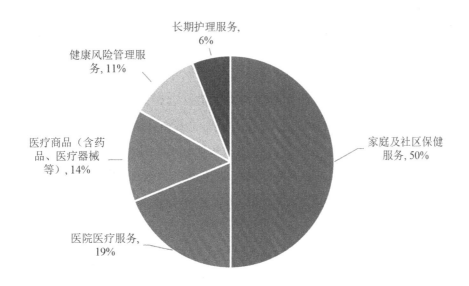

图 2-15　美国健康产业比例分布

生命科学产业的发展目标和实现路径。第三,通过税收、融资等优惠政策,动员社会资源加大对健康产业的投资,并对科研项目给予直接经费支持。

　　实施四期健康公民战略,保证健康促进政策的连续性。美国是世界上最早实施健康战略的国家,1979 年美国卫生与公共服务部提出《人人健康:疾病预防与健康促进报告》中正式使用健康战略这一概念,并分别于 1980 年、1990 年、2000 年、2010 年分别发布了四次《健康公民》战略报告,每十年一个战略周期,通过四期健康公民战略的规划与实施,形成了较为连续的健康促进政策和完善的实施机制。特别是在《健康公民2020》战略中,构建了健康国民 2020 执行框架,涵盖了动员、评估、计划、实施和追踪五个步骤,又称为 MAP-IT 框架,该框架为推进社区、个人、州、市政府以及健康领域从业者提供了协同实施路径[1],保障了健康促进政策的连续性。"健康公民"战略关注的重点从单纯的提高国民生活质量到建设健康环境和提升健康行为,强调"预防优先"的健康理念,战略

---

① 曹晓红、朱敏:《美国"健康公民"行动及其启示》,《学理论》2014 年第 5 期。

内容不断完善,成为可持续性健康促进策略,注重传播通过体力活动实行健康促进和疾病预防的理念,号召社会广泛参与。

加强健康知识传播,提升全民健康素养。美国健康传播始于 20 世纪 70 年代,随着各种疾病和健康危机对人类社会带来的不利影响,健康传播从对疾病和危机的反思出发,提出相应的措施和建议,得到政府和民众的支持和关注。通过大众媒介传播与健康相关的信息,进而达到预防疾病、促进健康的目的。罗杰斯(1994)指出健康传播能够通过将医学成果转化为大众普遍认知的健康常识,进而改变大众的行为,从而降低疾病率,提高国家生活质量和健康水准。美国健康传播领域有健康促进和健康服务两个分支,通过医生以病人为中心的传播行为,提升病人满意度,以公共健康运动知识普及与阔时,提升个人健康安全行为,进而制定能够改善社会整体健康状况的传播策略,达到普及健康知识、传播健康理念、外化为健康行动、提升健康素质的目标。

(二)全科医生制度是美国医疗服务体系的主要支柱

自 20 世纪 50 年代起,全科医生制度成为美国医疗服务体系的主要支柱,全科医生服务遍布城市和乡镇、社区。1957 年,美国通过立法增加了社区医疗的设备,加强了管理,促进了大量三级医院医生走进社区,提高了社区的医疗服务质量,降低了医疗系统的负担,进一步推进了全科医生制度的发展。后来,由于医疗设备的进步促进了专科医生的诊断和治疗,繁忙的全科医生开始把比较专业性的疑难疾病转诊给相关专科医生,全科医生的作用逐渐受到了削弱。这样的变化,使病人更多地依赖医院,依赖专业设备检查和治疗,导致医疗费用增长,病患和政府经济负担加重,社会又在呼唤全科医生制度。近年来,美国正逐步恢复全科医生制度,确定大部分疾病要由全科医生治疗,只有在需要的情况下才转诊专科医生治疗。美国将全科医生制度称为医疗卫生体系的"守门人"制度、医疗保险基层就医首诊制度。规定所有参加医保人员患病后必须接受全科医生的首诊,在全科医生诊断之后再向专科医院或综合医院转诊。

全科医生充当了健康"守门人"。全科医生的工作以预防保健、简单疾病治疗、慢性病治疗、持续跟踪治疗为主。但在医疗资源不足的地方，全科医生的作用会大大提高，他们除了看病治疗外，有能力的医生可以在符合其诊疗范围内做手术、接生、处理急诊以及心理卫生、公共卫生等基础医疗工作，还可能承担起社区的卫生教育、疾病管理、疫苗接种工作，对社区居民医疗保健极为重要。

美国全科医生占全国医生总数的60%，卫生业务量占一半以上，一个全科医生一般签约3000个左右社区成员。签约成员和全科医生的关系密切，成员有任何疾病一般都会首先向自己的全科医生询诊，全科医生对签约成员全程服务，如有需要，可以邀请专科医生会诊，但最后如何诊治由全科医生而非专科医生决定。全科医生根据诊断和治疗情况，决定是否转诊。

(三) 医疗器械市场的领跑者

美国是全球最大的医疗器械市场，目前全球40%以上的医疗器械都产于美国。美国拥有成熟的工业基础及各学科的高速发展，如材料学、电子学、电磁学、自动化、冶金学、生物学等，严格的ISO13485医疗器械生产规范，有效的临床实验条件与严格产品注册流程的规范，同时公平的知识产权保护环境和高效的资本市场也为美国医疗器械市场创新保驾护航。因此，美国有数以万计的医疗器械企业，而且绝大多数是创新性小微企业，精力集中在提升产品创新和验证临床价值上。2017年，FDA批准的新型医疗器械数量达到了95个，是2009年获批数量的4倍(见图2-16)。

美国医疗器械行业拥有强大的研发实力。美国拥有世界上绝大多数顶尖医疗器械公司，像百特医疗(Baxter)、贝克曼库尔特(Beckman Coulter)、碧迪医疗器械(Becton Dickinson)、波士顿科学(Boston Scientific)、通用医疗集团(GE Healthcare Technologies)、强生医疗(Johnson & Johnson)、美敦力(Medtronic)、史塞克公司(Stryker Corporation)、康德乐(Cardinal

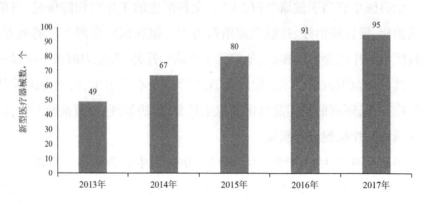

图 2-16　2017 年 FDA 批准新型医疗器械情况

资料来源：FDA

Health)等。这些大公司，不仅雇佣了各种研发人才，也在持续支持着大众创新，在电子医疗器械、大型医学影像设备、手术机器人等领域的研发和技术能力居世界前列。

美国医疗器械监管模式不断调整。美国食品药品监督管理局（FDA）承诺采用的以"最简单标准（least burdensome standard）"来获得医疗器械批准关键信息，并通过《21 世纪治愈法案》（21st Century Cures Act）中的规定得到加强和推进。FDA 面对各类创新性强的产品，如基因治疗、靶向治疗、再生医学和智能医疗等，积极调整传统的监管模式和方法，以确保监管工作与新兴技术的特性相匹配。例如，对于更新迭代较为频繁的医疗器械，FDA 简化了审评流程，不但促进企业对新兴技术的创新和研发，又能一如既往地保护消费者的安全。除了上市前审评，在上市后监管方面，FDA 于 2017 年 9 月启动了不良事件报告系统新的检索工具，使患者、医疗人员和研究人员能够更加便捷地获取到信息，并通过信息分享提高药品安全资料的透明度。

（四）领先的技术研发能力

美国的医疗研究机构数量居世界前列，拥有许多世界顶级的医疗领域专家，为美国健康产业发展提供了原动力。生命科学、材料学、物理学、计算机科学等基础学科的发展为健康产业的发展提供支持。

波士顿是世界著名的健康、医疗教育和医疗研究中心。波士顿医疗健康服务分工细化,各种专科医院和门诊、服务名目繁多,比较有特色的包括康复中心、医疗器械租赁服务、医疗咨询及管理服务、病床租赁服务、健康服务计划组织、健康服务法律机构等。波士顿一流的科研机构孕育出先进的科研成果,同时培养出大批一流人才。政府将推动医疗产业的发展提高到战略地位,为该产业的发展提供资金、政策和服务等支持。企业将科研机构的研究成果产业化,推动了科研技术的推广,进而使医院产业的创新得到更进一步发展。波士顿地区已经成为全球疑难杂症研究、诊断和治疗中心,在医院业务收入方面更是遥遥领先于美国医院的平均收入。

美国政府高度重视人的衰老、癌变等方面的研究,以及脑科学、心血管疾病的研究等,都与人类的健康息息相关。中国科学院院士、著名生物科学家施一公教授强调指出:美国政府 60% 的科研经费用于生命科学研究。在耶鲁大学等大学的年度科研经费中,生命科学占 70%—80%;美国有超过 50% 的院士从事生命科学研究。美国排名前十的研究型大学,包括耶鲁大学、哈佛大学、斯坦福大学,整个学校发表的文章 60% 以上都是有关生命科学的。美国民间投资最多的产业之一也主要集中在现代生物制药业。美国科学院 2000 多名院士中约有一半投身于生命科学领域。

(五)新药创制能力全球领先

美国是世界上最大的医药消费国和生产国,是全球最大的医药市场。美国在生物医药产业领域领先世界,主要得益于其长期不懈的巨大财政投入和雄厚的知识储备。美国在生物学、化学和医学等基础科学领域拥有一大批世界一流的科学家和设备先进的实验室。多年的原始创新和知识积累,为美国生物制药产业发展带来了足够的知识和技术储备。具有健全的产业链,完善的医药专利产品知识产权保护机制,较为合理的资本市场投融资结构,已经形成了若干个发展前景和潜力巨大的产业集群。

　　美国食品药品监督管理局对药物相关制品的监管严格,补贴和税收优惠政策趋于严苛,新的医疗改革法案对健康产业各个相关行业影响巨大。美国食品药品监督管理局对药物相关制品的监管严格得到同业认可,但其审批周期较长也为健康产业带来较大的监管风险。美国颁布的研发税收抵免优惠政策促进了健康产业对研发的支出,但是该税收减免政策并非永久性的,需要每年都进行重新进行批准得以延长;与此同时,补贴政策也更加严苛,获得政府补贴难度越来越大。

　　美国医药研发从上市的开创性医药产品到创纪录的仿制药批准数量,美国在药品方面取得了较大进展。开创性医药产品获得加快审批。2017 年度,美国食品药品监督管理局加大了对创新药物的审批力度,在药品方面取得了较大进展。2017 年 FDA 批准的新型药物和生物制品共计 46 个,是 2016 年审批数量的 2.1 倍,创近十年来最高纪录(见图 2-17)。在获批新型药物中,有 28 个通过一个或多个 FDA 加速审批程序(expedited review programs)获得批准。

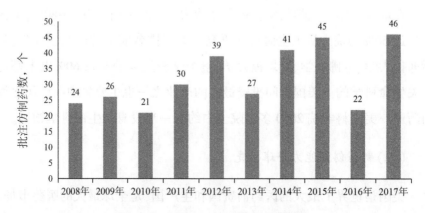

图 2-17　美国(FDA)批注仿制药情况
资料来源:FDA

　　"孤儿药"(又称罕见药)成新药研发主战场。很少有制药企业关注其治疗药物的研发。为了改变这种情况,美国在 1983 年颁布了孤儿药法案(Orphan Drug Act,ODA),以孤儿药法案为起点,美国陆续建立了完善的孤儿药研发鼓励政策。在政策的引导下,全美从 1983 年只有 38 个孤儿药,到如今 FDA 总计颁发孤儿药资格认定超过 500 余项。2017 年 CDER 批准的 46 种药物中,有 39% 是孤儿药(共 18 种)。在多项对罕见病患者提供帮助的新批准中,CDER 批准了近二十年来第一个针对镰状细胞病患者的新型治疗方法,以及第一个使用抑制剂治疗 A 型血友病患者的非血液制剂。对于诊断患有罕见的会导致血管发炎的巨细胞动脉炎的成年人,第一次有了治疗药物。CDER 还批准了针对贝教氏症(Batten disease)的新治疗药物,这种罕见病症会导致癫病发作、痴呆以及其他各种使人虚弱的症状。

仿制药获批数量创下新纪录。FDA 希望通过批准高质量低价格的仿制药来促进市场竞争,从而达到降低药品价格、提高药品可及性目的。2017 年 6 月 FDA 启动了药物竞争行动计划(Drug Competition Action Plan),并通过推进仿制药优先审评、采取措施阻止某些公司利用监管漏洞恶意拖延仿制药上市等政策手段,仿制药审评积压消除工作取得实质性进展,实现了低价格的仿制药更快速投入市场服务于患者的目的。FDA 批准仿制药总数达到 1027 个,其中包括完全批准(full approvals)843 个和暂定批准(tentative approvals)184 个(暂定批准是指不允许申请人销售该仿制药品,并推迟最终批准,直到所有专利/独占期到期)(见图 2-18)。

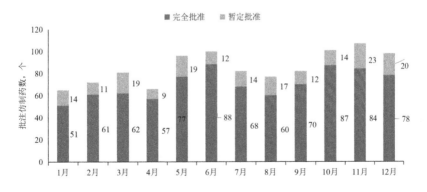

图 2-18　2017 年 FDA 批准仿制药情况

资料来源 FDA

（六）市场化健康保险体系

美国的健康保险已经取代医疗服务成为整个健康产业链中的核心。健康保险自20世纪90年代完成了由传统的"被动支付型"向"主动管理型"的转变。在美国，整合了"健康风险管理"服务的主动管理型健康保险已经占据了四分之三的市场份额，并在二三十年内迅速产生了众多世界500强企业。主动管理型健康保险是保险公司为了摆脱由于医疗费用迅猛增长导致保费增长及赔付率升高这一恶性循环，而发展并逐渐完善起来的现代健康保险经营模式。[①] 主动管理型健康保险的核心是保险公司提供"院前、院中、院后"的全程健康风险管理服务。健康产业的再分配几乎都是由医疗保险业实现的，保险公司收取一定的保费支出，为投保人选定医生和相关医疗机构，利润的驱动使得其通过与医院的合作加强成本控制，提高了成本节约度；另外，在与医院的合作中严格划定好诊疗程序和相关收费标准，有利于医疗资源的社会化配置的优化。

二、日本：全民医疗+医疗保险+最优的医疗服务

日本的健康产业是集预防、诊断、治疗、康复等商品和服务部门的总称，是日本最重要的支撑产业之一。通常包括医药行业、医疗保健系统、保健品行业等领域[②]，其结构如图2-19所示。[③]

---

① 大健康产业发展：美国的方式与经验|经验|产业|方式|医生|美国|全科|健康|－健康界（cn-healthcare.com），https://www.cn-healthcare.com/articlewm/20181030/content-1037675.html（2018-10-30）[2020-6-21]
② 洞察|日本大健康产业环境分析与经验借鉴|洞察|经验|产业|日本|医药|国民|药品|－健康界（cn-healthcare.com），https://www.cn-healthcare.com/articlewm/20181119/content-1040137.html。（2018-11-19）[2020-6-21]
③ 罗军：《重新定义健康产业》，电子工业出版社，2020年。

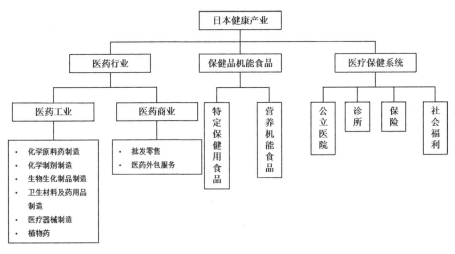

图 2-19　日本健康产业构成

（一）实行全民医疗健康保障

日本为全体国民提供健康保障。虽然日本的医药费并不便宜，但却很少存在"看病难、看病贵"的现象，日本国民很少因为经济原因该就诊而未就诊、该住院而未住院，因为日本为全体国民提供了医疗保障，此外还有各类补充保险分担剩余的自付医药费。

日本政府大力推动国民健康发展，严格立法监督食品安全，十分重视构建社会福利，极力推进生物立国战略。同时人口结构、社会环境也形成了基础的产业发展环境。

早在 1978 年，日本从政府层面开始对国民健康加以管理。日本厚生劳动省首次推出国民健康运动计划，重点是推广健康体检，增加保健护士、营养师人数等。每个城市都设有由政府出资建立的公立健康管理中心，和当地公立医院及大学附属医院相互协作，为当地民众提供全面的健康管理服务。1988 年，厚生劳动省再次出台确保老人健康体检的机制，规范地区保健中心，培养健康运动指导师等。此外，日本还更加注重培养老百姓的运动习惯，制定运动指南，推进健身设施的建设等。2000 年实施第三次打造国民健康对策，颁发了"健康日本 21 计划"。日本在 2002

年颁布了《健康促进法》,旨在为推动国民健康提供法律依据。于 2013 年开始实施第二次"健康日本 21"计划,这也是日本第四次国民健康运动计划(2013—2022 年),主要内容包括心理健康、下一代健康、老年人健康、预防生活方式疾病等,旨在维持和提高国民的生活质量。

增进国民健康是日本政府的一项重要工作。在厚生劳动省中不仅设有健康局,还设有专门的健康促进科,专门制定提高国民健康生活的措施并加以监督。《食品卫生法》是日本食品领域的重要法规。该法的主要目的是:预防饮食引起的卫生危害,保护国民的身体健康。《保健机能食品制度》于 2001 年 4 月 1 日起实行,对保健机能食品进行了严格限定。日本共颁布了八部社会福利相关法律,被称为"社会福利八法",是政府开展社会福利行政的法律依据,也是构建福利社会的基础。日本政府强调把"科研重点转向生命科学和生物技术",以建立生物技术产业的竞争力为目标制定生物技术战略。

(二) 建立全民参保的国民健康保险制度

国民健康保险制度操作实践效果明显。日本通过建立全民参保的国民健康保险制度,切断了医生和药品供应商之间的利益链条,通过政府确定药价,药品制造和经营企业的利润在一定限度内得到保障。日本是世界上商业保险业最发达的国家之一,保险业之间的竞争相对充分,管理效率比较高。社会保险的许多业务也是由这些商业保险公司承担的。

根据规定,日本国民和在日本居住一年以上的外国人都要加入国民健康保险,交纳一定数额的保险费,领取国民健康保险证。有病到医院就医,自己承担 30% 的医疗费,余下的由医院与就诊者所在地方政府结算。日本医院或诊所要经过保险组织审核,符合资格者才可提供医疗保险服务。目前,日本有近百万家医院、诊所为医保患者提供服务,日本国民可持医疗保险卡到其中任何一家就诊。

日本还鼓励建立私立医院,由于人均寿命的延长,公立医院的床位供给严重不足,20 世纪 70 年代以后涌现大量社会的、私立的医院,这些医院提供了大量床位,后来许多被改造成疗养性医院,这是适应老龄化的卫生资源配置方式。日本应对老龄化而采取的措施之一是鼓励社会各界建立专门为老年人服务的老年病医院。将疗养性住院与其他住院类型分开管理,这有利于集中管理老年慢性病患者,从而降低医药费用。

(三)先进的医疗服务和医疗技术

日本是长寿国家,全民平均寿命 88 岁,除齐全的社会养老医疗设施、高质量的空气、饮水及食物外,这更得益于政府对民众健康的积极管理。世界卫生组织在报告中指出,从"医疗水平""接受医疗服务的难度""医药费负担公平性"等方面对世界各国的医疗体系进行了综合比较。日本因为"高品质的医疗服务""医疗负担的平等程度""国民平均寿命高"等,多年蝉联世界第一。

日本的医疗技术在很多领域具有世界先进水平,救治率与信用度等方面的优势十分明显,特别是在早期肿瘤、脑、心血管、内分泌、消化道等专科体检上更具有独特的优势。他们使用最新的超声波图像诊断装置等测量血糖、内脏脂肪含量等,以便早期发现动脉硬化和代谢异常,他们还会对改善生活习惯进行具体指导。统计显示,赴日本接受早期防癌检查的中国人,有 9% 检测出早期癌症,超过 90% 的人存在高血压、高血脂、高血糖等重大疾病风险。

日本的医疗服务提供者主要为私营医院与医师。在日本,大约 95% 的诊所(医师办公室)和 80% 的医院是私营的,而享有盛誉的大型医院则主要为公共教学型医院。私人诊所与私营医院门诊部实施初级医疗服务,其间竞争也相当激烈。同时,日本所有的医院均为非营利性质的,禁止营利性医院经营。

(四)药物研发生产规范

日本拥有全球第二大医药市场,在药物发现、生物服务、医疗器械和功能食品等方面具有较强的科技实力和产业竞争力。21 世纪,日本提出

"生物技术产业立国"战略。日本政府出台了一系列政策用以激励国内的创新药物研发,日本有一套严格的治理和监管药品市场的法律制度。药品的制造、销售有非常严格的规定,保证药品市场安全有序。日本药品管理法律法规主要分为三类:由日本议会批准通过的称法律;由日本政府内阁批准通过的称政令或法令;由厚生省大臣批准通过的称告示或省令。日本议会批准颁布的关于药品管理的法律有《药事法》《药剂师法》等。但对药品市场来说最重要的法律当属《药事法》。日本的药事法以"医药品""药用化妆品""化妆品"及"医疗器具"四个项目为主,为确保规范其安全性与有效性的法律,在药事法规范围内的商品,必须谨守药事法的规定,否则即被定义为违反药事法。

药物保护和扶持政策有效地推动了日本创新药物的研发。药品专利保护政策和药品数据保护政策就组成了一个双重保护机制,对那些从研发到获批上市耗时非常长的药物尤为重要。与欧美国家不同,日本药品保护制度创造性地将市场独占与药品上市后再审查制度捆绑实施,这在保护创新药物知识产权的同时,有助于增加对创新药物不良反应的监测和控制。知识产权保护政策有效遏制了医药技术创新过程中"搭便车"效应,并在创新药物上市后授予其市场独占权力,形成市场垄断机制,延长产品的市场生命周期,保障研发企业的高额利润。

独具特色的创新药物规制政策。日本实行全国统一管理的政府药品价格管理机制,其新药定价核算模式采取"类似药参照定价法"。也就是针对同一种适应症,选择同一效能、药理作用和化学结构类似的对照药,结合新药的创新性、实用性和市场性的因素来确定药品价格。这个政策在有效控制药品价格、降低公众医疗成本的同时又赋予创新药物加价的特权,大力促进制药企业加大创新药物的研发投入,带动医药 GDP 的增长。

三、英国:全科医院+医疗保险+超强的创新药研发

英国国家医疗服务体系(National Health Service,简称 NHS)创建于 1948 年 7 月,是世界上最大的公共基金医疗服务。英国的健康产业主要以国家医疗服务保障体系为主体,包括医疗服务(医院)、制药工业、医疗器械、医药流通、健康保险、健康管理六个方面。

(一)实行全科医生制度和全民医疗保险制度

英国实行福利性全民医疗保险制度,其经费 80% 以上来自中央财政,其余来自人们缴纳的国民保险费、看病处方费和国民为享受及时且较高档次的医疗服务支付的费用。英国医疗卫生总费用约占国内生产总值的 7%,人均 3800 多美元。随着公众对医疗服务需求的持续增加,医疗卫生费用不断增长,目前年支出已达 1000 亿英镑左右,财政不堪重负。英国新医改法案的一大目的是节约开支,拟每年节省 17 亿英镑。2011 年,英国政府向国会提交的新的《健康和社会保健法案》(草案)就提出,国家医疗服务保障要引入竞争机制。私营医疗机构、志愿者组织将能够与国家服务体系定点医院一样在 NHS 体系内提供医疗服务。

(二)医药研发处于领先地位

英国大学和研究机构在医药领域非常活跃。英国是世界制药业强国,与美国、日本并列世界三大药品研制中心。英国非常注重生命科学的研究,而且实力强大,是仅次于美国的最具活力的生物技术工业基地。位于剑桥、牛津、伦敦的大学形成了世界顶级的高生物科技研发集群,肯特郡、约克郡和曼彻斯特的生物技术工业水平很发达。英国同时还是世界生物制药的主要中心,在复合蛋白质和 DNA 技术疗法领域领先,英国生物技术工业是吸引海外投资的主要领域之一。

高度重视创新药物研究与开发。英国制药业销售收入的 30% 以上

用于投资研发更新更好的药物。巨额的研发投入为开发新药奠定了物质基础。据统计,英国药品研发的投入产出率非常高,平均每100万美元的投入能催生16份研究成果报告,效率远高于美国和日本。据英国制药工业协会(The Association of the British Pharmaceutical Industry,简称 ABPI)的报告显示,全球前100味处方药的五分之一在英国研发。欧洲制药业上市公司中40%的药品来自英国。英国以全球1%的人口,孕育出了葛兰素史克与阿斯利康两大排名前十的制药企业,研发了近20%的最畅销药物并承担了约十分之一的临床试验工作。同时,在雄厚的化学制药基础上,英国的生物制药技术也取得了快速发展。剑桥 MRC 分子生物学实验室先后取得了 DNA 双螺旋分子结构、抗体工程及单克隆抗体构建等一系列划时代的研究成果。

2011 年,英国开始探索将 NHS 与大数据技术结合,试图将 NHS 累积的医疗健康大数据运用于研究,并通过与产业、研究机构共享 NHS 的医疗健康大数据,进一步巩固英国医疗行业在全世界的领先地位,成为引领全球医疗创新的典范。[①] 2013 年,Care. data 项目正式启动,计划集中全英国的家庭医生、医院记录的病历及社会服务数据,将其上传到一个国家级中央数据库,形成医疗大数据后实现医疗数据的集中与共享分析。英国可能是第一个组建大数据健康平台,将医疗大数据资源整合的国家。

四、德国:医疗保险+医疗创新

德国是世界上最早开始建立社会医疗保障制度的国家。德国医疗保险制度(Statutory Health Insurance,简称 SHI)的核心原则,即"团结互助、社会共济和高度自治"。根据德国宪法(1949 年《基本法》),联邦政府为基本保险制度制定了大量政策条例,尤其是关于收益、选取资格、义务会员制、风险涵盖面、生病期间的收入维持机制、雇主雇员的保费分配等方

---

① 罗军:《重新定义健康产业》,电子工业出版社,2020 年。

面的内容,使得 SHI 制度的运作避免了政府行政等因素的干扰。法定医疗保险者的保费取决于投保人的经济收入,按照一定百分比从工资中扣除,由雇员和雇主共同负担。2005 年前,雇员雇主各负担 50%,之后调整为雇主负担 46%,雇员负担 54%。缴费基数设有封顶线和保底线,超过封顶线部分的工资不再征缴保费,而工资收入在保底线以下的则可免除缴费义务。政府每年会对封顶线、保底线标准进行适当调整。收入多者多缴,少者少缴,无收入者不缴,但法定医疗保险投保人享受的医疗服务却是完全一样的。

德国医保系统可以分为患者(需求方)、疾病基金会(支付方)、医师和医院(提供方)。患者选择疾病基金会,疾病基金会向医师和医院支付服务,而由疾病基金会代表患者对医疗服务的质量和价格进行有效监控。

德国的医疗体系由公立医院、非营利性医院、私营医院构成,从 1990 年开始,德国公立医院比重逐步缩小,私立非营利性医院和私营医院的比重逐步提高,市场份额也随之扩大。目前,德国的私立医院不仅能够提供普通疾病的专科诊断和治疗这类二级服务,也能够提供疑难重症的专科诊断和治疗这类三级服务。患者必须首先到诊所接受诊疗,只有当诊所医生认为患者有必要住院治疗时,患者才能够凭转诊单前往医院治疗。之后,医院医生会根据患者病情确定治疗方案;如果需要住院治疗,则还需经过医疗保险公司的审批。

德国作为欧洲医疗创新产业的中心,多年前,德国联邦教育及研究部就发起了德国生物医疗计划,在全德国范围内建立了以医疗创新为国家战略重点的网络式布局。生物科技初创企业的数量和规模也呈现逐年增加的趋势,医疗创新拥有一个完整的产业链:高校及国家级科研机构进行研究创新;专利办公室对知识产权管理和回报的专业运作;研究创新商务拓展部协助科研人员筹备商务计划;国家级基金对具有应用价值的项目或分拆初创公司进行早期非稀释性扶持和投资;种子基金及天使投资人介入,风险投资介入;最终被大型制药及工业企业收购或者上市运作。以拜耳为龙头的制药业,以西门子医疗为代表的医疗器械产业,一直是德国健康产业的名片,在全球具有绝对的竞争优势。

德国拥有医疗技术行业人员最多,而爱尔兰和瑞士的医疗技术人员的人均收入最高。较高的就业水平表明医疗器械产业在欧洲经济中占有重要地位。

五、法国:医疗保健+医疗保险

法国的医疗保健被列为世界第一。世界卫生组织曾经对世界各国医疗系统评估,给法国的评价为"几乎是世界上整体水平最好的医疗系统"。法国的全民医疗系统由政府的国家医疗保险提供财政支持。法国投入医疗事业的经费超过 GDP 的 11%。

法国医院由公立医院和私立医院组成。公立医院主要解决较为复杂的专科医疗,如各类手术、急诊、急救等;私立医院主要处理部分外科手术、妇产科和康复科。法国公立教学医院(CHU)和最大规模的公立医院,分布在全法国各大中型城市,作为医学院的教学医院,除承担诊疗外,还承担前沿医学研究。城市中心医院分布在各中小型城市,规模虽小于CHU,但质量标准和 CHU 相同,也负责部分医学生培训。

法国的医疗卫生体系分为全科医生私人诊所和医院体系,这两部分相互补充。需要确诊的患者,首先选择的是全科医生开的私人诊所,这里解决了大部分常见病和小病。病情严重的,全科医生就会建议找专科医生诊断。而专科医生的工作地点可以是自己的私人诊所,也可能是公立医院。法国医疗资源丰富,每一千人中大概有三四个医生、六七个床位。在法国,患者的平均住院时间不超过五天,人均医疗消费占 GDP 的 12%。虽然法国实施全科医生的转诊制度,但患者候诊时间却远远低于其他国家,患者通常在三天内都会得到良好的医治而不会被耽误治疗。

法国医疗保险的组织结构主要分为基本医疗保险和补充医疗保险两个方面。普通疾病可由社会基本医疗保险报销 70% 的医疗费用和药品。大多数法国人选择每年花 3400 欧元购买补充医疗保险,补充医疗保险可以报销剩余30%的费用,实现100%的医疗报销。

推动全社会养老政策。法国的养老服务和产品在欧洲一直处于领先地位,市场占有率和技术含量都排在前列。无论是养老院的整体设计,还是居家养老公寓内各种设施的设计,法国都有专门提供此类解决方案的公司。法国养老产业的另一大创新在于"非药物疗法"的研发。药物疗法和非药物疗法的结合,避免了老年人的过度医疗和药物副作用,可以在很大程度上提高老年人的生活质量。同时,法国的医疗保险体系对于老年人医疗保险覆盖全面。法国从2007年开始制定了全境政策,促进各地区各方协调合作。在此基础上,养老公共机构和私营诊所组成了一个网络,为全境的老年人提供社会护理和医疗护理。政府还加强了资金补贴,用于减轻失能老人的家庭负担。

法国是欧洲第二大医疗器械市场,约占欧洲市场总份额的16%,94%的企业是中小企业。医疗器械产业共有1079家器械制造商,350家零配件制造商和354家分销商,其中790家为法国本土企业。医疗器械和设备主要分为四类:个人用途产品类、设备类、体外诊断产品类和远程医疗设备类。进口医疗器械产品与出口医疗器械产品价值相当。

六、发达国家健康产业发展启示

前面我们分析了美国、英国、日本、德国、法国等发达国家在推进健康产业发展方面的主要做法,有一些值得我们思考的地方。

一是完善的健康医疗保险体系,需要更多的商业医疗保险参与。虽然我们也基本实现了社会保险全覆盖,但是还有很多不完善的地方,而且报销比例较低,还有一些限制条款,主要原因在于我国虽然是第二大经济体,但我国还不是发达国家,起点低、基础较为薄弱。无论美国还是其他发达国家,尽管实行了全民医疗和免费医疗,也需要商业医疗保险的参与和配合。因此,健康医疗并不仅仅只是依靠国家财力就可以解决的,还需要更多社会资本和专业服务机构的积极参与,也就是说,全民健康需要全民参与、社会参与。

二是以预防为主的主动健康模式值得全民推广普及。随着国民素质的提升，人们对健康科学的认识非常重要。要在中小学教育中加入科学普及健康常识，养成良好的生活习惯、学习习惯、锻炼习惯，以及良好的、健康的心理，并学会自我调节，有效阻止病痛，提高身体健康水平。

三是医养结合，有病不能仅仅靠"医"，还需要靠"养"。发达国家非常注重医养结合，如日本、瑞士，都强调高质量的医疗服务。围绕医疗，诞生了庞大的高端医疗服务产业。

四是注重前沿性生物技术的研究。美国在生命科学领域一直是领导者的角色，包括最先进的基因检测、医疗检验检测仪器、医疗器械、医疗影像、生物材料、创新药、信息软件，持续性研发投入，加上顶尖的科研机构和世界级的科学家团队，这些支撑了美国在生物医疗和生命科学领域绝对的领导地位。英国、日本在新科技的研发领域，坚持持续性地投入，确保其在医疗技术、医疗装备和创新药方面的先进地位。

五是建立多层次的医疗服务体系，激活民营资本的参与。当前公立医院比重较大，机制体制局限性较多，医生的积极性不能有效提高，患者的合法权益和医疗负担较大。应该借鉴国外的发展模式，适当放开医疗市场，加强监管，进一步深化医药管理改革，发挥医疗保险公司的第三方作用和监督作用，形成多层次的医疗服务体系，有效满足人民多元化健康需求。

第三节　世界健康产业发展特点和趋势

一、健康产业逐渐获得全球性关注

全球健康是关乎世界各国人民健康和福祉的事业,随着和平发展成为主旋律,健康也逐渐成为整个地球村关注的议题。随着全球老龄化进程的加剧,全球医疗费用支出的不断增加,人们对健康的标准不断提高,将推动健康产业在相当长的时期内保持持续增长态势。从全球范围来看,未来老龄化进程将持续加深,不断增加的医疗支出将继续成为困扰许多国家的社会问题。与此同时,当下国际科技巨头、跨界企业纷纷布局医疗健康产业,也将会进一步加快医疗健康市场的发展。如谷歌的母公司Alphabet 基于人工智能领域的积累,专注于医疗科技生态系统;苹果公司则基于智能穿戴设备,推出心电图(EKG)的苹果手表新功能并着手电子医疗数据领域;亚马逊针对大健康领域的各个业务板块力争寻找突破口。在国内,阿里创办"阿里健康"、腾讯布局医疗 AI 引擎、百度医疗布局"连接医患+人工智能"、小米探索大健康数据。可见,人们对健康的刚性需求、企业巨头涌入、新兴科技加持,全球范围内健康产业将继续呈现快速发展态势。[①]

二、全球疫情推动健康产业大调整

2019 年底,新冠疫情突如其来,WHO(世界卫生组织)网站显示,截

[①] 深圳市健康产业发展促进会:《深圳健康产业发展报告(2017)》,中国经济出版社,2019 年。

至 2020 年 12 月 30 日,疫情波及 220 余个国家和地区,累计确诊病例 8300 万余人,累计死亡病例 178 万余人,其传播速度之快、感染范围之广、持续时间之长、防控难度之大史无前例。这次疫情是对全球公共卫生应急能力的一次大考,推动了全球健康产业的优化和调整。全球健康产业规模持续增加,疫情期间增速放大,表明疫情加速了全球健康产业的发展。长期以来,健康产业作为技术密集型产业,核心技术、知识产权、品牌资源等价值链的上层主要集中在美国、欧洲等西方发达经济体,这些发达经济体健康产业非核心业务外包形成了产业转移,使得以劳动密集型产业为主的发展中国家长期处于价值链的中下层,发挥着原料供应、中低端制造、高端产品市场供给、低端产品生产出口等作用。此次疫情虽然对健康服务类企业造成了致命打击,部分医药、医疗器械行业受到了出口限制的严重影响,但各国加大了对健康产业发展的重视力度,将加速全球健康产业变革及新一轮科技革命推动产业变革,跨国联合、跨界融合、颠覆性创新的趋势越来越明显,健康产业链、供应链、服务链分工将越来越精准,健康产业新产品、新技术、新业态、新模式将不断涌现,给全球健康产业价值链升级重组带来了重大机遇。

三、各国医疗体制改革对健康产业产生影响

世界各国医疗健康体制改革成为全世界有待解决的问题。一部分国家认为,医疗健康体制改革是解决问题的良策,而其中一部分国家已经将这种决心体现在行动中。各国医疗健康体系改革对健康产业将产生深远影响。

美国医疗改革对健康产业影响深远。2020 年,美国在医疗方面的支出达到 3.6 万亿美元,占 GDP 的 18%,然而其医疗效率却相对不高。美国 2014 年开始实行新的医疗改革方案"患者保护和可负担法案"(Patient Protection and Affordable Care Act),即"奥巴马法案"。该法案规定:所有美国人都必须购买医保。奥巴马法案对整个健康产业来说是机遇与挑战

并存。该法案实施以来,大约有 1200 万美国民众新加入了医疗保险,美国总体医疗开支占 GDP 的比值也相对稳定(17%—17.5%)。[①] 为了解决这些问题,2017 年 10 月,美国总统特朗普签署了医改行政命令,旨在扩大医疗保险的选择范围并降低民众的医疗成本。通过放宽小企业提供医保计划的相关规则,以及有关短期医疗保险计划的注册登记的规则,对奥巴马医保法案造成了一定程度上的削弱。

英国医疗体制改革迈向内部市场化进程。英国的卫生医疗体系也称为国家健康服务体制(NHS),为全民提供免费医疗服务,同时又保持较低的医疗健康费用支出。英国全民医疗保健体系服务效率及质量低下,开支庞大。英国医疗支出占财政预算的"大头",即整个国家预算的近 10%,提供服务的医疗机构账户出现赤字,加重了医护人员流失,导致医疗服务质量进一步下降。为此,英国于 2013 年实施新的医改方案《健康与社会保健法案》,这一政策对患者和医院进行了松绑,引入市场竞争机制,进一步发挥竞争在政府购买服务中的作用,推进了英国医疗健康产业的市场化进程[②]。

德国医疗体制改革以提高医疗服务质量为目标。德国医疗制度代表着国家强制下以国民参与为主的医保模式[③],由于该模式覆盖面广和注重社会公平,目前世界上已有 100 多个国家采用了这种模式。德国 2013 年起启动新一轮新政府医疗改革。私有化是德国医疗体系改革的另一个重要特征。过去的十年,德国几乎减少了 25%左右的公立医院,而德国的私人医院却在快速增长[④],不但没有减少,反而逆势生长。截至 2017 年底,德国参保人数达 1010 万。德国医疗体制改革增加了医疗服务的平等性,加强了法定医疗保险与私人医疗保险之间的竞争。

---

① 孟祥生:《国外医疗卫生体制改革及给我们的启示》,《天津市经理学院学报》2012 年第 3 期。

② 白阳:《英国医改,路在何方?》,《人民日报》2015 年 1 月 6 日。

③ 刘权、邓勇:《德国医疗卫生体制的新变与启示》,《中国医院院长》2016 年第 15 期。

④ 范迪军:《医保改革的德国经验》,《行政管理改革》2012 年第 4 期。

四、生物医药技术进入快速发展期

各国政府高度重视生物产业发展。例如,美国持续增加对生物技术研发和产业化的投入[①];欧盟发布生物基经济,欧盟生物基产业联盟(The Bio-Based Industries,joint Undertaking)宣布《2017年生物基研发行动预算》,将投入8100万欧元用于项目研发。英国政府早在1981年就设立了"生物技术协调指导委员会",采取措施促进工业界、大学和科研机构加大对生物技术开发研究的投资。[②]

2017年全球销量前十的药品均被生物药占据,免疫疗法的崛起更是加速了药企之间的竞争,让各个巨头纷纷布局。美国食品药品监督管理局(FDA)宣布批准全球首款CAR-T药物(Kymriah)上市,标志着基因疗法正式走上疾病治疗的舞台。此外,圣加蒙(Sangamo)生物技术公司利用锌指核酸酶(ZFN)技术完成全球首例人体内直接进行基因编辑治疗的临床试验,推动基因疗法进入全新阶段。可以说,前沿生物技术频现突破,颠覆性成果不断涌现。

五、新一代信息技术为健康产业发展提供新动能

新一代信息技术的应用为健康产业的发展带来了机遇,对于健康产业的推动带来了极大的帮助。大数据、人工智能的发展将推动健康产业的快速转型和发展。信息技术在医院管理和健康管理等方面有广泛的应用;人工智能在大健康领域中的应用领域包括虚拟助理、医学影像、营养学、生物技术、健康管理、可穿戴设备等。新一代信息技术将成为健康产业重要的动力,为产业战略发展提供有力保障。

---

① 《财经界》资料组:《世界生物制药产业发展趋势》,《财经界》2007年第5期。
② 张慧:《论生物制药领域国际化背景下我国药企的应对策略》,《生物技术世界》2014年第4期。

　　AI 技术在医药研发中扮演着新角色。医药研发是整个医药产业链的中游环节,连接着制药工业,也决定着药企未来数十年的企业价值和生命力。在大数据时代,超级计算机促进了合理药物设计研发,科研信息化基础设施的升级,包括高性能计算机处理器技术的不断更新,新的资源模式的出现,使得 AI 技术与计算生物学、计算化学密切结合,进一步为传统的药物发现和计算机辅助药物设计增添了新功能,加速了分子动力学模拟和虚拟筛选等的研究进程。这可以缩短药物发现时间、提高结果质量以及大量节省成本。统计显示,目前 AI 新药研发的海外创业公司约有14 家,共获得融资 2.7682 亿美元,其中来自英国的伯耐沃伦人工智能有限公司(Benevolent AI)融资金额就高达 1.406 亿美元,该公司主要是利用其开发的判断增强认知系统(Judgment Augmented Cognition System,简称 JAGS),集中处理大量高度碎片化信息,从散乱无章的海量信息中,提取出能够推动药物研发的知识和新的可以被验证的假说,从而加速药物研发的过程。公司在早期临床发展方面有二十多个项目,如肌萎缩性脊髓侧索硬化症(ALS)。

　　可穿戴设备在医疗健康领域前景广阔。可穿戴设备可用于对个人的生活和运动进行跟踪并提供数据共享,尤其是在医疗领域里可穿戴设备备受关注。全球医疗资源供给严重短缺,尤其在发展中国家,供需缺口为可穿戴设备在医疗健康领域的应用带来机遇。一方面,可穿戴医疗健康设备提供的实时监测,尤其适合当前医疗领域在慢性病管理的应用。另一方面,可穿戴医疗健康设备的即时性,为医疗机构调配医疗资源提供了重要的参考支撑,医生可根据可穿戴医疗健康设备的反馈实现即时上门或远程会诊,极大地降低了医患双方的治疗成本。近年来,众多海外巨头均加快了在智能可穿戴医疗以及健康医疗数据平台上的布局。其中包括苹果的可穿戴设备 Apple Watch 和健康数据平台 Health Kit,谷歌的Google Fit 等,用户基于相关硬件获取体能生理数据,并通过数据平台进行分析。智能可穿戴设备通过大数据、云计算、物联网等技术应用,实时采集大量用户健康数据信息和行为习惯,将实现为用户提供诊断、监测、干预一体化的服务,为用户提供最便捷和切实的移动医疗健康福利,已成为未来智慧医疗获取信息的重要入口。

区块链在医疗数据方面有着广泛的适用场景。医疗数据目前尚处于孤立、易受袭击的、分散式状态,而区块链技术具有去中心化、信息的不可篡改、基于共识机制的信息传输和共享等方面的优势。因此,区块链技术为医疗行业提供了一个可行的"数据隐私"解决方案,这是一个能做到完全透明却又能尊重用户隐私的方案,区块链技术确保了个人敏感资料数据在全网络使用中的规范化和合法化。区块链技术不仅会改变人们对医疗行业的传统理解,而且将发展成各种新的用例,目前在医疗领域的应用主要包括机构医疗信息安全与隐私保护、个人医疗信息安全与隐私保护、医疗保险和供应链管理四个方面。"医疗+区块链"的应用早在 2014 年就有应用案例,随着基础技术、底层链条的成熟,区块链技术在医疗行业应用数量显著增多。可以预见,区块链技术在解决医疗行业安全性的同时,也能大大降低医保、支付交易、防伪、溯源等环节的成本。利用好区块链技术,将能大幅改变现状,实现医疗行业更好的突破。

六、医疗旅游成为健康产业融合发展的趋势

医疗旅游作为健康服务业的一种新型产业结合方式,促进了地区经济发展,也带动了旅游业、医疗服务业、会展业等相关行业的快速发展。医疗旅游的发展带来了许多经济和社会效应,特别是医疗旅游强国凭借着高质量的医疗水平、服务和医疗资源吸引游客,给旅游目的地带来了可观的经济收入。近年来,医疗旅游已成为全球增长较快的新兴领域之一。目前,全球每年跨境医疗人次超过 1200 万,国际旅游医疗年均增幅可达15%—25%。

全球医疗旅游业格局基本形成。早期医疗旅游主要集中在欧美等发达国家,欧美市场发达的健康医疗技术和医疗产品为其发展医疗旅游奠定了领先的基础。其中,英国作为欧洲医疗旅游业的代表,依靠其放疗用

直线加速器、高端图像技术等领先的医疗设备和技术,优越的医疗水平和服务能力以及全球顶级水平的私人医院,以至于各国的政界人物包括国王、总理、政府官员都选择远赴英国接受治疗。医疗旅游产业不仅在欧美等发达国家得到了长足发展,而且在发展中国家也迅速发展起来,从而涌现出许多新兴医疗旅游城市,泰国、印度等亚洲国家以其经济低廉的价格和高效的治疗药物吸引了大批游客。泰国依靠其高品质的医疗水平、尖端的医疗技术、低廉的费用、五星级酒店般的就医环境和服务等,已经成为亚洲医疗旅游的中心。泰国的医疗无论在质量还是数量上都占据优势。在质量上,泰国是亚洲第一个获得国际医疗机构评审联合委员会(JCI)认证的国家,已有42家医院和诊所获得JCI认证。在数量上,泰国总计现有1200家医疗院所,其中471家为私立医院,是亚洲拥有私立医院数量最多的国家。

随着全球医疗旅游市场的不断发展,医疗旅游目的地渐成细分市场,以供不同医疗需求的患者选择。目前医疗旅游目的地特色相对明显,具有各自的优势。例如,韩国以整形美容著称,日本精密体检最有优势,重症转诊主要去美国。韩国是目前全球整形美容业最发达的地区,从业工程师整体技术水平较高,且还提供与住宿、美容院等相关联的不同服务,吸引了大量消费者前往韩国接受整形美容医疗服务。整形美容业已经成为韩国的一张名片,成为韩国的一个新兴支柱产业,并且带动了韩国医疗旅游业的发展。美国高度发达的医疗创新带动了其医疗旅游业快速发展。美国医学界不断涌现治疗新技术和新手段,尤其是在药品研发和诊疗设备研发上引领全球。这些先进的治疗技术和手段,给疑难病症和肿瘤患者带来了治疗的希望。并且,美国医疗的多学科诊治特色,也提高了癌症等重大疾病病情复杂患者的就诊质量。

第三章　我国健康产业发展现状与发展趋势

　　我国人口规模大,健康产业需求增长动力强,市场潜力大,发展前景广阔,2020 年我国健康产业总规模达到 7.4 万亿元,健康产业成为引领推动我国经济增长的一个重要方向。但与美国、日本等发达国家相比,我国健康产业仍处于初级阶段。随着“健康中国”上升为国家战略,健康产业有望成为我国培育新经济增长点的重要源头、活水①。

第一节　我国健康产业发展历程

　　国民健康是国家可持续发展能力的重要标志,健康日益成为国际社会的重要议题。健康产业是随着人们对健康的认识理解而逐渐发展形成的。我国政府于 2016 年正式提出“健康产业”,但对健康产业涵盖的医疗服务、健康服务业、休闲运动、医药产业等领域的支持和发展由来已久,从新中国成立之初卫生事业发展,到健康服务业再到健康产业,在健康中国的旗帜引领下,健康事业发展实现了历史性跨越,根据时代特点、中心任务、工作策略和人民健康水平的提升状况,其演进历程大致可分为三个

---

　　① 深圳市健康产业发展促进会:《深圳健康产业发展报告(2017)》,中国经济出版社,2019 年。

74

主要阶段。

一、新中国成立之初——改革开放(1949 年—1978 年)：以基本医疗保障为主的医疗服务

新中国成立初期,全国只有医疗卫生机构 3670 个,医疗床位 8.5 万张,卫生技术人员 50.5 万人,医疗设备极其简陋,医疗技术水平低下,人民群众得不到基本的医疗卫生保障[1]。党和政府从社会主义卫生事业基本情况出发,1950 年 8 月召开了第一届全国卫生会议,确定了"面向工农兵、预防为主、团结中西医"的卫生工作三大方针,并于 1952 年 12 月第二届全国卫生会议增加"卫生工作与群众运动相结合"这一原则,形成新中国卫生工作四大方针。1951 年我国建立了城镇职工医疗保障制度,城镇医疗保障体系包括公费医疗和劳保医疗,由国家财政按人头拨付给各级卫生行政部门,实行专款专用、统筹使用原则。这一制度是在计划经济体制下对保障职工身体健康、促进经济发展、维护社会稳定上发挥了重要作用。1966 年,"长阳县乐园公社杜家村大队卫生室"挂牌成立,标志着我国第一个农村合作医疗试点诞生。我国农村合作医疗和防控流行病取得重要进展。这一时期,科研工作者取得了成功研发"青蒿素"等令世界瞩目的医学科学成就,为防治疾病作出了巨大贡献。特别是合作医疗红遍全国、赤脚医生队伍不断壮大、巡回医疗深入乡村边陲,广大农村的医疗卫生工作成绩突出,极大提升了人民群众的健康水平[2]。

到 1978 年,我国医疗卫生机构总数达到 17.0 万家,病床床位数达到 204 万张,卫生人员达到 788 万人,我国农村三级卫生服务网络建设加快,逐步建立城市医院与社区卫生服务机构分工协作的新型城市服务体系。

---

[1]　图解新中国 70 年卫生健康大事记_我国(sohu. com),https://www. sohu. com/a/346421852_100194463。(2019-10-12)[2022-7-20]

[2]　姚力:《从卫生与健康事业发展看新中国 70 年的成就与经验》,《毛泽东邓小平理论研究》2019 年第 11 期。

二、改革开放——党的十八大(1978—2012 年)：医疗改革持续深化,医疗卫生服务体系不断完善,居民健康水平不断提高

党的十一届三中全会后,我国开启了改革开放的新时期,医疗卫生事业紧随社会发展的大潮而动。1985 年 1 月,为了贯彻党的十二届三中全会通过的《中共中央关于经济体制改革的决定》精神,卫生部召开全国卫生厅局长会议,随后国务院批转了卫生部起草的《关于卫生工作改革若干政策问题的报告》,提出"放宽政策,简政放权,多方集资、开阔发展卫生事业的路子,把卫生工作搞好",医疗改革正式启动。这一时期,我国医疗卫生体制改革加快推进,医疗卫生服务体系不断完善,居民健康水平不断提高。

1996 年提出并推广"以病人为中心"的医院服务模式。1997 年确立新卫生工作方针"以农村为重点,预防为主,中西医并重,依靠科技与教育,动员全社会参与,为人民健康服务,为社会主义现代化建设服务"。

2008 年后,中国启动了新一轮医药卫生体制改革,明确提出要把基本医疗卫生制度作为公共产品向全民提供,确立了人人享有基本医疗卫生服务的目标。通过发展基本医疗保障制度,建立社会化的医疗费用分担机制,保障人民有能力享受现代医学的发展成果。2009 年 4 月,中共中央、国务院发布《关于深化医药卫生体制改革的意见》,标志着新一轮医改正式启航。

日益深化的医疗改革有力推进了卫生与健康事业的进步,到 2012 年,我国医疗技术和服务水平与 1978 年相比有了本质提高。人民健康是衡量民族昌盛和国家富强的重要标志。改革开放以来,我国卫生健康领域改革发展成绩显著,到 2012 年末,全国卫生总费用达 28,914.4 亿元,卫生人员总数 911.9 万人,床位总数达到 572.5 万张,全民健身运动蓬勃发展,医疗卫生服务体系日益健全,人民健康水平和身体素质持续提高,

居民主要健康指标总体上优于中高收入国家平均水平。

三、党的十八大以来(2012年至今):把人民健康放在优先发展的战略地位,开启健康中国行动,全方位全周期保障人民健康,健康产业多元发展

党的十八大以来,以习近平同志为核心的党中央把全民健康作为全面小康的重要基础,强调把健康放在优先发展的战略地位,确定了新时代党的卫生健康工作方针,提出"实施健康中国战略",将深化医改纳入全面深化改革统筹谋划、全面推进。我国卫生与健康工作也出现了新特点:一方面,随着物质生活水平的提高,人民群众对健康越来越重视,越来越希望获得高水平的医疗卫生服务;另一方面,国家高度重视卫生与健康工作,积极统筹规划,不断提出有益于提高人民健康水平的新举措。人民需求与国家意志的高度统一,基层力量与顶层设计的互动推进,标志着卫生与健康的中国道路走上了新的台阶。

2013年,国务院印发《关于促进健康服务业发展的若干意见》(40号文件),明确了今后一个时期发展健康服务业的主要任务,是中国医疗从事业向产业重要转型的风向标。2016年,习近平总书记在全国卫生与健康大会上强调,要把人民健康放在优先发展的战略地位,是我国卫生与健康事业发展的重要里程碑,吹响了推进健康中国建设的时代号角。党的十九大报告提出"实施健康中国战略",将健康中国上升到国家战略高度。2018年,国家卫健委、国家医保局成立,由卫生厅到卫计委,再到卫健委,体现了国家卫生健康工作理念的重大转变——以治病为中心转变为以人民健康为中心。

2019年国务院印发《关于实施健康中国行动的意见》,国家层面成立健康中国行动推进委员会并印发《健康中国行动(2019—2030)》,以进一步强调坚持预防为主,倡导健康文明生活方式,预防控制重大疾病。这表明健康中国建设进入了全面实施阶段。2019年12月,《中华人民共和国

基本医疗卫生与健康促进法》发布,指出将健康理念融入各项政策,完善健康促进工作体系,组织实施健康促进的规划和行动,推进全民健康。"国家实施健康中国战略"写入法律,为健康中国建设提供了法治保障。

2022年4月,《国务院办公厅关于印发"十四五"国民健康规划的通知》(国办发〔2022〕11号)指出,到2025年,卫生健康体系更加完善,中国特色基本医疗卫生制度逐步健全,重大疫情和突发公共卫生事件防控应对能力显著提升,中医药独特优势进一步发挥,健康科技创新能力明显增强,人均预期寿命在2020年基础上继续提高1岁左右,人均健康预期寿命同比例提高。大卫生、大健康的观念开始普及,大健康产业多元发展,以往以治病为中心逐渐向以人民健康为中心转变。

2021年末,全国医疗卫生机构总数1,030,935个,医疗卫生机构床位944.8万张,其中:医院741.3万张(占78.5%)。每千人口医疗卫生机构床位数由2020年6.46张增加到2021年6.70张,全国卫生人员总数1398.3万人,重点人群健康服务不断完善,医药卫生体制改革深入推进,医疗卫生保障体系不断完善,基本公共卫生服务均等化水平稳步提高,居民健康水平持续改善,人民群众健康获得感、幸福感、安全感不断增强。

第二节　我国健康产业发展总体情况

健康产业已成为全球支柱性产业,健康中国已上升为国家战略。新时代、新理念、新模式,涵盖十三大类上千个细分领域的大健康产业,呈现出越来越大的发展空间。

一、我国健康产业规模稳步增长

随着中国经济实力的不断提升,居民生活水平得到快速提高,消费升级与生命健康成为今后一段时期内的核心关注领域。"健康中国"成为中国健康产业发展的重要行动纲领。基于此,我国出台了一系列健康产业的新政策、新规划,整个健康行业面临着新的机遇与挑战。

与此同时,我国也面临着工业化、城镇化、人口老龄化以及生态环境、生活方式不断变化等带来的新挑战,需要统筹解决关系人民健康的重大和长远问题。在政策支撑、人口老龄化带来大量需求、健康意识提升进而刺激消费等多重有利因素推动下,我国大健康产业迎来发展前景广阔。

当前,我国大健康产业发展仍处于初级阶段,产业规模仍处于增长态势,规模不断壮大。根据中商产业研究院的统计分析,从 2016 年到 2020 年,健康产业市场规模由 3.2 万亿元增长至 7.4 万亿元[①],年均复合增长率为 23.3%。预计 2021 年健康产业市场规模达到 8 万亿元。[②]

二、我国健康产业结构持续优化

近年来,我国健康产业发展迅速,已成为拉动经济发展的支柱产业,我国健康产业的产业类型丰富,形成医疗产业、医药产业、保健品产业、保健品产业以及养老产业等多个门类,其中医疗产业主要以医疗服务为主,医药产业以医疗器械和药品为主,保健品产业以生产销售保健食品为主,健康管理产业以健康咨询、体检和疗养康复为主,养老产业以老年服务和教育为主。各产业中医疗服务和医疗器械产业是主体。

根据前瞻产业研究院的相关研究显示,我国健康产业基本形成了以医药产业、医疗产业、健康养老、健康管理服务、保健品产业为主体的五大基本产业群体。从各行业的市场规模看,我国健康产业主要以医药产业和健康养老为主,二者 2019 年市场规模分别占比 50.04% 和 33.04%。

---

① 中商情报网讯:2021 年中国大健康产业及其细分领域市场规模预测分析(图). https://new.qq.com/rain/a/20210515A02YS300(2021-5-15)[2022-7-20]
② 施芳芳:《我国健康产业发展的对策研究——基于 SD 模型的构建》,硕士学位论文:河北大学,2017 年。

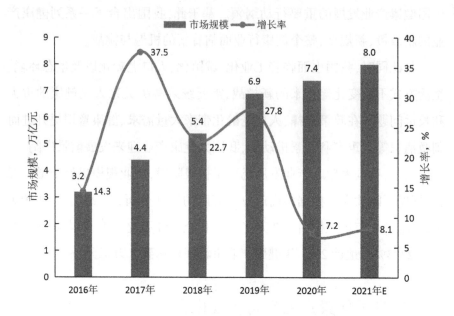

图 3-1　2016—2020 年中国健康产业市场规模

数据来源:中商产业研究院整理

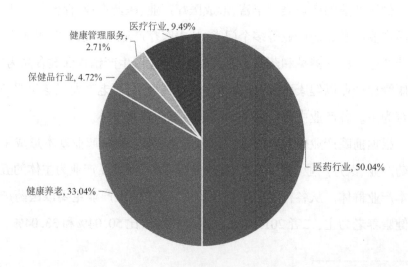

图 3-2　2019 年中国健康产业市场结构分布情况

数据来源:《健康界》　前瞻产业研究院整理

三、健康产业政策体系日益完善

随着健康中国战略上升为国家战略,为推动健康产业的持续、稳定发展,我国政府出台了一系列相关政策,对行业予以大力支持。

2013 年,《国务院关于促进健康服务业发展的若干意见》,首次从国家层面提出"健康服务业"概念,是健康产业发展的重要指导性文件,为促进健康服务业发展,提出了相应的总体要求、主要任务和政策设施。

2016 年,国务院印发《"健康中国 2030"规划纲要》中首次将健康上升到国家战略高度,健康中国建设主要指标包括全民健康水平、健康生活、健康服务与保障、健康环境以及健康产业等众多指标。这种变化表明了国家对健康产业的重视和支持。

2017 年"健康中国战略"正式写入党的十九大报告。习近平总书记在党的十九大报告中明确提出人民健康是民族昌盛和国家富强的重要标志,健康中国战略具有更加深刻的内涵和更加重要的战略地位。

为加快推动健康产业发展,科学界定健康产业的统计范围,2019 年 4 月国家统计局发布了《健康产业统计分类(2019)》,首次对健康产业的概念进行了明确定义,为健康产业划分出了清晰的边界,指出健康产业涵盖一、二、三产业,包括以中药材种植养殖为主体的健康农业、林业、牧业和渔业,以医药和医疗器械等生产制造为主体的健康相关产品制造业,以医疗卫生、健康保障、健康人才教育及健康促进服务为主体的健康服务业。具体而言,包括医疗卫生服务,健康事务、健康环境管理与科研技术服务,中药材种植、养殖和采集等 13 个大类。

2019 年 7 月,国务院印发《关于实施健康中国行动的意见》,从国家层面成立健康中国行动推进委员会,并印发《健康中国行动(2019—2030年)》,提出健康知识普及行动、合理膳食行动、全民健身行动、控烟行动、心理健康促进行动、健康环境促进行动、妇幼健康促进行动、中小学健康促进行动、职业健康保护行动、老年健康促进行动、心脑血管疾病防治行动、癌症防治行动、慢性呼吸系统基本防治行动、糖尿病防治行动、传染病及地方疾病防控行动等 15 项重大行动,提出加强组织领导、开展监测评估、建立绩效考核评价机制、健全支撑体系、加强宣传引导等措施,为推进健康中国战略提供重要支撑。

2019 年 9 月,国家发改委等 21 个部门联合印发《促进健康产业高质量发展行动纲要(2019—2022 年)》(发改社会〔2019〕1427 号),指出健康产业是全社会从事健康服务、提供相关产品生产经营等活动的集合,涉及面广、产业链长、融合度高,加快推动健康产业发展,促进形成内涵丰富、结构合理的健康产业体系,深化健康产业跨界融合,改造升级传统业态,壮大新业态,延长产业链,提高健康产业集聚效应和辐射能力。

表 3-1　我国健康产业的政策汇总

时间	颁布单位	文件名称	内容
2013 年(核心:从服务规范管理入手,促进产业间合作)	国务院	《国务院关于促进健康服务业发展的若干意见》	为促进健康服务业发展,提出了相应的总体要求、主要任务和政策设施。
	民政部、发改委	《关于开展养老服务业综合改革试点工作的通知》	健全养老服务体系、完善养老服务发展政策、强化养老服务市场监管。
	国务院	《关于加快发展养老服务业的若干意见》	发展城市养老服务设施、养老服务网络、养老机构建设和农村养老服务。
2014 年(核心:规范养老用地,全面启动人才培养)	商务部	《关于推动养老服务产业发展的指导意见》	探索多元化养老服务体系;建设农村养老服务综合设施;培育产业集群。
	国土资源部、民政部等	《关于加强养老服务设施规划建设工作的通知》	明确养老服务设施建设规划,并纳入城市、镇总体规划,推进城乡养老服务一体化。

续表

时间	颁布单位	文件名称	内容
2015 年（核心：以医养结合为重点，鼓励各类民间资本参与）	国务院	《关于推进医疗卫生与养老服务相结合的指导意见》	医疗卫生与养老相结合，到 2020 年医养结合体制与法规网络基本建立。
	国务院	《中医药健康服务发展规划（2015—2020 年）》	发展中医养生保健服务、中医医疗服务、中医医疗机构服务模式。
	民政部、发展改革委等	《关于开发性金融支持社会化养老服务体系建设的实施意见》	鼓励民间资本参与养老服务鼓励社会力量举办规模化、连锁的养老机构扶持发展养老服务龙头企业。
2016 年（核心："健康中国"上升国家战略，指导各项具体建设）	国务院	《"健康中国2030"规划纲要》	明确今后 15 年总体战略：推行健康生活方式、健康服务体系、全员参与。
	国家发改委	《促进民间投资健康发展若干政策措施》	从投资、金融、财税、成本、管理和法规制定方面提出 26 条具体措施。
	国务院	《关于促进和规范健康医疗大数据应用发展的指导意见》	将健康医疗大数据定义为重要的国家资源，把应用发展健康医疗大数据纳入国家大数据的战略布局。

时间	颁布单位	文件名称	内容
2017 年（核心："健康中国"战略的贯彻落实）	国务院办公厅	《关于进一步改革完善药品生产流通使用政策的若干意见》	从药品生产、流通、使用全链条提出系统改革措施，提高药品供给质量疗效，确保供应及时，促进药品价格合理，使药品回归治病本源，建设规范有序的药品供应保障制度。
	国务院办公厅	《关于推进医疗联合体建设和发展的指导意见》	全面启动多种形式的医疗联合体建设试点，三级公立医院要全部参与并发挥引领作用，综合医改试点省份每个地市以及分级诊疗试点城市至少建成一个有明显成效的医联体。
	国务院办公厅	《关于支持社会力量提供多层次多样化医疗服务的意见》	进一步激发医疗领域社会投资活力，调动社会办医积极性，支持社会力量提供多层次多样化医疗服务。
	国务院办公厅发布	《关于进一步深化基本医疗保险支付方式改革的指导意见》	医保支付是基本医保管理和深化医改的重要环节，是调节医疗服务行为、引导医疗资源配置的重要杠杆。在保障参保人员权益、控制医保基金不合理支出等方面取得积极成效。
	国务院办公厅	《关于加快发展商业养老保险的若干意见》	发展商业养老保险，对于健全多层次养老保障体系，促进养老服务业多层次多样化发展，应对人口老龄化趋势和就业形态新变化。
2018 年（核心：互联网＋医疗健康推进）	国务院办公厅	《关于改革完善全科医生培养与使用激励机制的意见》	支持符合条件的全科医生个体或合作在城乡开办全科诊所，为居民就近提供医疗服务；鼓励二、三级综合医院与辖区内全科诊所建立双向转诊机制，畅通转诊渠道。
	国家卫生健康委员会	《关于进一步改革完善医疗机构、医师审批工作的通知》	优化医疗机构诊疗科目登记，在保障医疗质量安全的前提下，医疗机构可以委托独立设置的医学检验实验室、病理诊断中心、医学影像诊断中心、医疗消毒供应中心或者有条件的其他医疗机构提供医学检验、病理诊断、医学影像、医疗消毒供应等服务。
	国务院办公厅	《关于促进"互联网＋医疗健康"发展的意见》	健全"互联网＋医疗健康"服务体系；完善"互联网＋医疗健康"支撑体系；加强行业监管和安全保障。

续表

时间	颁布单位	文件名称	内容
2019 年（核心：健康产业统计制度规范化，产业体系更加明晰）	国家统计局令	《健康产业统计分类（2019）》	为加快推动健康产业发展,科学界定健康产业的统计范围,准确反映健康产业发展状况,以《国民经济行业分类》(GB/T4754-2017)为基础,将健康产业范围确定为医疗卫生服务,健康事务、健康环境管理与科研技术服务,健康人才教育与健康知识普及,健康促进服务,健康保障与金融服务,智慧健康技术服务,药品及其他健康产品流通服务,其他与健康相关服务,医药制造,医疗仪器设备及器械制造,健康用品、器材与智能设备制造,医疗卫生机构设施建设,中药材种植、养殖和采集等13个大类。
	国家发改委等21个部门	《促进健康产业高质量发展行动纲要（2019—2022）》	围绕重点领域和关键环节实施以下10项重大工程:优质医疗健康资源扩容工程、"互联网+医疗健康"提升工程、中医药 健康服务提质工程、健康服务跨界融合工程、健康产业科技创新工程、健康保险发展审核工程、健康产业集聚发展工程、健康产业人才提升工程,健康产业营商环境优化工程,健康产业综合监管工程。
	国家发改委	《关于优化社会办医疗机构跨部门审批工作的通知》	取消部门医疗机构设置审批作为前置条件,部门医疗机构承诺"按标准建立"后,行政审批进一步简化,或能实现办事"零跑路"。
	国务院	《对21个罕见病药品给予增值税优惠》	要保障2000多万罕见病患者用药,从3月1日,对首批21个罕见病药品和4个原料药,参照抗癌药对进口环节减按3%征收增值税,国内环境可选择按3%建议办法计征增值税。

时间	颁布单位	文件名称	内容
2019 年（核心：健康产业统计制度规范化，产业体系更加明晰）	卫生健康委、财政部、人力资源社会保障部、市场监管总局、中医药局	《关于加强医疗护理员培训和规范管理工作的通知》	增加护理服务业人力资源供给，扩大社会就业岗位，不断满足人民群众多样化、差异化的健康服务需求，加强医疗护理员培训和规范管理。开展医疗护理员培训、加强医疗护理员的规范管理。
	卫生健康委、发展改革委、民政部等部门	《关于印发尘肺病防治攻坚行动方案的通知》	加强尘肺病预防控制和尘肺病患者救治救助工作，切实保障劳动者职业健康权益，开展粉尘危害专项治理行动、尘肺病患者救治救助行动、职业健康监管执法行动等行动。
	卫生健康委、银保监会、中医药局	《关于开展老年护理需求评估和规范服务工作的通知》	为指导各地提供老年护理服务的医疗机构规范开展老年护理需求评估和服务工作，精准对接老年人特别是失能老年人护理服务需求，提高老年人群健康水平和生活质量，开展老年护理需求评估工作，规范提供老年护理服务、加大支持保障力度。
	国家卫生健康委	《健康中国行动(2019—2030年)》	提出 15 个重大专项行动，包括健康知识普及、合理膳食、全面健身、控烟、心理健康促进等等。到 2030 年，全民健康素养水平大幅提升，健康生活方式基本普及，人均寿命提高等等。
	卫生健康委、发展改革委、教育部、民政部、财政部、人力资源社会保障部、医保局、中医药局	《关于建立完善老年健康服务体系的指导意见》	满足老年人日益增长的健康服务需求，大力发展老年健康事业，着力构建包括健康教育、预防保健、疾病诊治、康复护理、长期照护、安宁疗护的综合连续、覆盖城乡的老年健康服务体系，努力提高老年人健康水平，实现健康老龄化，建设健康中国。

续表

时间	颁布单位	文件名称	内容
2019 年（核心：健康产业统计制度规范化,产业体系更加明晰）	卫生健康委、发展改革委等	《关于印发健康中国行动——癌症防治实施方案（2019—2022年)的通知》	实施癌症防治行动,牢固树立大卫生、大健康的观念,坚持预防为主、防治结合、综合施策,创新体制机制和工作模式,普及健康知识,动员群众参与癌症防治,部署加强癌症预防筛查、早诊早治和科研攻关,聚焦癌症防治难点,集中优势力量在发病机制、防治技术、资源配置、政策保障等关键环节取得重点突破,有效减少癌症带来的危害,为增进群众健康福祉、共建共享健康中国奠定重要基础。
	卫生健康委	《关于印发卫生健康标准管理办法的通知》	为加强卫生健康标准工作规范化建设,为实施国家卫生健康法律法规和政策,保护人体健康,在职责范围内对需要在全国统一规范的事项,按照标准化制度规定的程序及格式制定并编号的各类技术要求。
	第十三届全国人民代表大会常务委员会第十五次会议通过	《中华人民共和国基本医疗卫生与健康促进法》	为了发展医疗卫生与健康事业,保障公民享有基本医疗卫生服务,提高公民健康水平,推进健康中国建设,根据宪法,制定本法。
	卫生健康委、发展改革委、财政部、人力资源、社会保障部、医保局	《关于印发开展促进诊所发展试点意见的通知》	深化医疗领域"放管服"改革,完善医疗服务体系,吸引优质医疗资源下沉,满足人民群众多层次、多样化医疗服务需求,吸引优质医疗资源下沉,满足人民群众多层次多样化医疗服务需求。诊所规范化、标准化水平全面提升,在为基层提供常见病、多发病诊疗服务和家庭医生签约服务方面发挥更大作用,形成更多高质量、高水平的诊所,成为公立医疗服务体系的重要补充。

续表

时间	颁布单位	文件名称	内容
2020 年（核心：健康产业相关领域配套措施相继出台）	卫生健康委、发展改革委、教育部、工业和信息化部等	《关于进一步完善院前医疗急救服务的指导意见》	大力推进院前医疗急救网络建设，逐步加强院前医疗急救人才队伍建设，有效提升院前医疗急救服务能力，加快建设与经济社会发展水平及人民健康需求相适应的院前医疗急救服务体系。
	住房和城乡建设部、发展改革委、民政部、卫生健康委、医保局、全国老龄办	《关于推动物业服务企业发展居家社区养老服务的意见》	推动和支持物业服务企业积极探索"物业服务+养老服务"模式，切实增加居家社区养老服务有效供给，更好满足广大老年人日益多样化多层次的养老服务需求，着力破解高龄、空巢、独居、失能老年人生活照料和长期照护难题，促进家庭幸福、邻里和睦、社区和谐，提出补齐居家社区养老服务设施短板、推行"物业服务+养老服务"居家社区养老模式、丰富居家社区养老服务内容、积极推进智慧居家社区养老服务等具体要求。
	卫生健康委	《关于全面推进社区医院建设工作的通知》	为进一步满足人民群众对基本医疗卫生服务的需求，是推动构建优质高效医疗卫生服务体系的关键环节，是提升基层医疗卫生服务能力的有力抓手。加强资源配备和信息化建设、狠抓医疗服务能力提升、强化传染病防控能力等主要建设任务。
	卫生健康委、中医药局	《关于印发医疗联合体管理办法（试行）的通知》	为进一步推进分级诊疗制度建设，构建优质高效的医疗卫生服务体系，加快推进医联体建设，逐步实现医联体网格化布局管理。现将该办法印发给你们，请结合实际认真贯彻落实，并及时报送工作推进情况。
	国家药监局国家卫生健康委	《关于发布药物临床试验质量管理规范的公告》	为深化药品审评审批制度改革，鼓励创新，进一步推动我国药物临床试验规范研究和提升质量，国家药品监督管理局会同国家卫生健康委员会组织修订了《药物临床试验质量管理规范》

时间	颁布单位	文件名称	内容
2020 年（核心：健康产业相关领域配套措施相继出台）	卫生健康委、生态环境部、发展改革委等	《关于印发医疗机构废弃物综合治理工作方案的通知》	医疗机构废弃物管理是医疗机构管理和公共卫生管理的重要方面，也是全社会开展垃圾分类和处理的重要内容。为落实习近平总书记关于打好污染防治攻坚战的重要指示精神，加强医疗机构废弃物综合治理，实现废弃物减量化、资源化、无害化，针对当前存在的突出问题，借鉴国际经验，提出做好医疗机构内部废弃物分类和管理、做好医疗废物处置、做好生活垃圾管理、做好输液瓶（袋）回收利用、开展医疗机构废弃物专项整治等重点任务。
	卫生健康委教育部财政部等	《关于印发加强医疗机构药事管理 促进合理用药的意见的通知》	为进一步加强医疗机构药事管理和药学服务，加大药品使用改革力度，全链条推进药品领域改革，提升医疗机构管理水平，促进合理用药，更好地保障人民健康，从加强医疗机构药品配备管理、强化药品合理使用、拓展药学服务范围、加强药学人才队伍建设、完善行业监管、强化组织实施等六方面提出具体要求。
	国家药监局国家卫生健康委	《关于发布医疗器械拓展性临床试验管理规定（试行）的公告》	为贯彻落实中共中央办公厅、国务院办公厅《关于深化审评审批制度改革鼓励药品医疗器械创新的意见》，支持医疗器械拓展性临床试验工作，制定医疗器械拓展性临床试验管理规定（试行）。

时间	颁布单位	文件名称	内容
2021 年（核心：健康产业细分领域规范化发展）	卫生健康委、发展改革委、教育部等	《关于印发加快推进康复医疗工作发展意见的通知》	进一步加强康复医疗服务体系建设，加快推动康复医疗服务高质量发展，逐步满足群众多样化、差异化的康复医疗服务需求，增加康复医疗服务供给，提高应对重大突发公共卫生事件的康复医疗服务能力，健全完善康复医疗服务体系，加强康复医疗专业队伍建设，提高康复医疗服务能力，推进康复医疗领域改革创新，推动康复医疗服务高质量发展。
	医保局、卫生健康委	《关于建立完善国家医保谈判药品"双通道"管理机制的指导意见》	为加强和规范"双通道"管理，进一步提升谈判药品供应保障水平，维护医保基金安全，保障参保患者利益，建立完善谈判药品"双通道"管理机制。提出分类管理，提升供应保障水平；明确药店遴选程序，动态调整；规范使用，确保安全；完善支付政策，确定适宜的保障水平等举措。
	国家卫健康	《医疗器械临床使用管理办法》	为加强医疗器械临床使用管理，保障医疗器械临床使用安全、有效，制定本办法。包括八章、五十一条。
2022 年（核心：健康相关"十四五"专项规划出台）	卫生健康委、中央政法委、中央网信办、最高法、最高检、公安部、司法部、中医药局	《关于推进医院安全秩序管理工作的指导意见》	进一步维护正常医疗秩序，保护医务人员人身安全，为医患双方营造良好诊疗环境，按照预防与处置相结合，传统方法与现代科技相结合，安防系统建设与社会综合治理相结合，安检与便民相结合，平急贯通、警医联动的原则，协同配合、系统推进，分类施策、突出重点，推动医院安保组织更加健全，医院安全管理制度更加规范，风险预警机制更加高效，应急处置机制更加完善，逐步构建系统、科学、高效、智慧的高水平医院安全防范体系。

续表

时间	颁布单位	文件名称	内容
2022 年（核心：健康相关"十四五"专项规划出台）	国家卫生健康委、医保局、中医药局、中央军委后勤保障部卫生局	《医疗机构检查检验结果互认管理办法》	为进一步提高医疗资源利用率,减轻人民群众就医负担,保障医疗质量和安全,医疗机构应当按照"以保障质量安全为底线,以质量控制合格为前提,以降低患者负担为导向,以满足诊疗需求为根本,以接诊医师判断为标准"的原则,开展检查检验结果互认工作。
	国家卫生健康委、教育部、科技部、工业和信息化部等	《"十四五"健康老龄化规划》	为协同推进健康中国战略和积极应对人口老龄化国家战略,不断满足老年人健康需求,稳步提升老年人健康水平。到 2025 年,老年健康服务资源配置更加合理,综合连续、覆盖城乡的老年健康服务体系基本建立,老年健康保障制度更加健全,老年人健康生活的社会环境更加友善,老年人健康需求得到更好满足,老年人健康水平不断提升,健康预期寿命不断延长。
	国务院办公厅	《"十四五"国民健康规划》	规划确定了七项工作任务。一是织牢公共卫生防护网。二是全方位干预健康问题和影响因素。三是全周期保障人群健康。四是提高医疗卫生服务质量。五是促进中医药传承创新发展。六是做优做强健康产业。七是强化国民健康支撑与保障。

资料来源:作者整理

四、居民健康消费需求不断增加

(一)收入水平提升增加健康消费需求

在经济发展驱动下,人们日益重视自身的健康管理和保健,更加关注预防保健知识,与之相对应的是全国范围内的健康养生科普热潮,在经济和文化相对发达的城市中健康产业已初露锋芒。经济发达地区的人们由于面对较为沉重的工作生活压力,处于亚健康状态的人群逐年增多,据统计我国亚健康排名前三的省份分别为北京、上海和广东,人群中占比均超过了73%,而发达地区或城市的知识水平又相对较高,相对较容易意识到健康预防保健的重要性。

(二)老龄化程度加深促进养老需求及医药相关产业发展

当前,我国人口老龄化现象严重,并呈现出加速的趋势。中国人口老年化成为驱动健康产业发展的动力之一。联合国规定:65岁以上的老年人口占总人口的比例达7%以上或60岁以上老年人口在总人口中的比重超过10%的属老年型国家或地区。我国从2000年已经进入老龄化社会。从65岁以上老年人人口占总人口的比例变化来看,呈逐年上升趋势。我国自2000年迈入老龄化社会之后,人口老龄化程度持续加深。2021年中国65岁及以上人口占比突破14%,达到14.2%,我国正式进入深度老龄化社会。2025年"十四五"规划完成时,65岁及以上的老年人将超过2.1亿人,占总人口数的约15%;如果以60岁及以上作为划定老年人口的标准,中国的老年人口数量到2050年时将接近5亿人。

2010年至2040年将是我国人口老龄化高速增长期,预计到2027年我国老年人总数将超过3亿人,2044年将达到4亿人。在未来的近半个世纪中,我国老年人口将一直呈迅速增长的发展趋势。根据联合国预测21世纪上半叶,中国一直是世界上老年人口最多的国家,占世界老年人口总量的五分之一。考虑到20世纪70年代末,计划生育工作力度的加大,预计到2040我国人口老龄化进程达到顶峰之后,老龄化进程进入减速期。

人口老龄化加速,长期利好医药板块。从老年人慢性疾病患病率来看,老年人的患病率高达64.5%,肿瘤、心脑血管病、糖尿病、老年精神病等在老年人群体的发病概率明显增高,目前发达国家每千位老人拥有的机构养老床位数在50张到70张之间,平均约为60张,而我国仅有30张,约为平均值的一半。老年人消费中针对医疗健康类的比例相对较大,

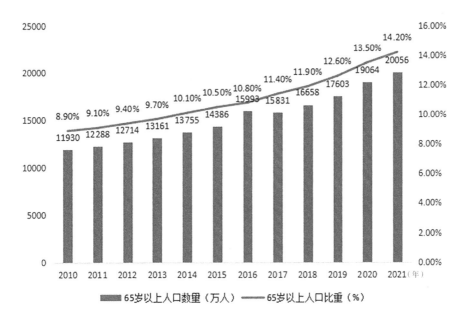

图 3-3 2010—2020 年我国 65 岁及以上人口数量及占比情况(单位:万人,%)

资料来源:中国统计年鉴

因此,在逐渐迈进老龄化社会的过程中,医疗服务、养老疗养等市场需求一定会呈现出稳步增加的态势,广阔的市场需求搭建了广阔的健康产业发展舞台。从老年人药品消费比例来看,老年人的药品消费占据药品市场消费的 50%以上。因此,老龄化进程的加速势必带动药品的需求量。

第三节 我国健康产业重点领域发展情况

经过多年发展,我国健康产业基本形成了以医疗服务机构为主体的医疗产业、以药品、医疗器械以及其他医疗耗材产销为主体的医药产业,以养老服务、老年护理等为主的健康养老产业,以个性化健康监测评估、咨询服务、调理康复、保障促进为主的健康管理服务产业,以保健食品、营养保健为主的保健品产业等五大健康产业群。

一、医疗产业发展呈现趋稳态势

(一)医改政策全面推开,优化医疗资源配置整合

近年来,我国医疗改革深入推进,医疗卫生体制改革成效明显。深化公立医院综合改革,建立现代医院管理制度。建立分级诊疗制度,是新一轮深化医改的重要目标。医联体建设是分级诊疗的有力支撑,是势在必行的举措。国务院常务会议显示,全国90%的三级医院已参与医联体试点,实现同级医院检查检验结果互认。

推动社会办医,有利于形成竞争共赢的办医格局。党中央、国务院高度重视发展社会办医,近年来出台了一系列政策措施,不断深化改革、改善办医环境,取得了积极成效,但政策落实不到位、监管不完善、社会整体信任度不高等问题依然存在。为深化"放管服"改革,推动"非禁即入"、审批应减尽减和清理妨碍公平竞争各种规定做法的落实,解决重点难点问题,进一步促进社会办医持续健康规范发展。2019 年,卫生健康委会同发展改革委等部门联合印发《关于促进社会办医持续健康规范发展的意见》(国卫医发〔2019〕42 号)提出加大政府支持社会办医力度;推进"放管服",简化准入审批服务;公立医疗机构与社会办医分工合作;优化运营管理服务;完善医疗保险支持政策;完善综合监管体系。

(二)医疗卫生机构数增长稳定,优质医疗卫生机构占比居首位

近年来,我国医疗卫生机构规模总量持续增加。统计显示,2021 年末,全国医疗卫生机构总数 1,030,935 个,比上年增加 8013 个。其中:医院 36,570 个,基层医疗卫生机构 977,790 个,专业公共卫生机构 13,276 个。医院中,公立医院 11,804 个,民营医院 24,766 个。医院按等级分:三级医院 3275 个(其中:三级甲等医院 1651 个),二级医院 10,848 个,一级医院 12,649 个。基层医疗卫生机构中,社区卫生服务中心(站)36,160

个(其中:社区卫生服务中心 10,122 个,社区卫生服务站 26,038 个),乡镇卫生院 34,943 个,诊所和医务室 271,056 个,村卫生室 599,292 个。从医疗卫生机构的构成上看,从 2016 年到 2021 年,全国医院、社区卫生服务中心(站)、乡镇卫生院三者的比例由 2.9:3.4:3.7 调整为 3.4:3.3:3.2,优质医疗资源的占比明显提升。

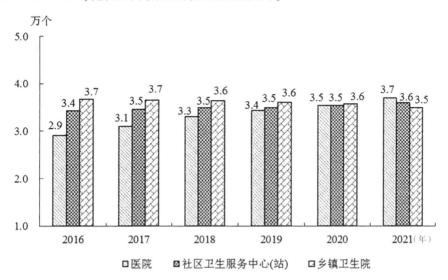

图 3-4　全国医院、社区卫生服务中心(站)、乡镇卫生院数量
资料来源:2021 年我国卫生健康事业发展统计公报

(三)优化医疗服务资源配置,夯实医疗服务能力

我国医疗服务资源配置稳步改善,服务能力基础不断夯实。我国医疗机构配置的床位和卫生技术人员等医疗资源的规模呈现稳步增长态势。2016 年到 2021 年,我国医疗机构床位数由 741 万张增加到 944.8 万张(见图 3-5),2021 年,每千人口医疗卫生机构床位数提高到 6.70 张。卫生技术人员由 2016 年的 845.4 万人增加到 2021 年的 1124.2 万人,增加了 278.8 万人(见图 3-6)。2021 年,每千人口执业(助理)医师 3.04 人,每千人口注册护士 3.56 人;每万人口全科医生数为 3.08 人,每万人口专业公共卫生机构人员 6.79 人。

广大人民群众健康需求数量和质量的不断提高,我国医疗服务资源配置数量不断增加,医疗服务条件明显改善,硬件设施改善幅度较软件资源改善速度更快,医疗服务的实际能力和潜在能力有了很大提高,而且将继续保持增长势头。这为提升我国医疗服务水平,以满足人民日益增加的健康需求奠定了更加坚实的物质基础。

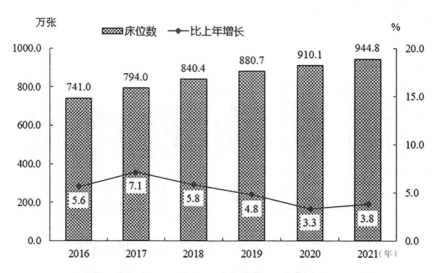

图3-5 全国医疗卫生机构床位数及增长速度
资料来源:2021年我国卫生健康事业发展统计公报

全国卫生总费用持续增加,支出结构持续优化。2021年全国卫生总费用初步推算为75,593.6亿元,其中:政府卫生支出20,718.5亿元,占27.4%;社会卫生支出33,920.3亿元,占44.9%;个人卫生支出20,954.8亿元,占27.7%。人均卫生总费用5348.1元,卫生总费用占GDP的比例为6.5%。

疫情和消费趋势的改变推动供给端调整,社会办医仍是主力框架的必要补充。疫情后,公立医疗体系在"补短",民营医疗在发展,数量和床位"双占比"持续提升。新冠疫情后,公立医疗体系建设将进一步加强,包括新建公立三级医院及传染病专科医院,以及加强基层医疗服务能力。"十四五"规划明确提出社会办医仍是主力框架的必要补充,鼓励发展专

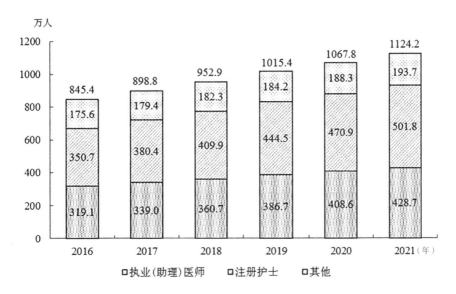

图 3-6 全国医疗卫生技术人员数及构成

资料来源:2021 年我国卫生健康事业发展统计公报

科特色医疗、高品质门诊型服务、新健康消费性医疗。

截至 2021 年 11 月底,全国医院共 3.6 万个,其中公立医院 1.2 万个,民营医院 2.5 万个。与去年同期比较,公立医院减少 38 个,民营医院增加 1377 个。与此同时,民营医疗机构以更快的速度在发展 2021 年 1—11 月民营医院诊疗人次高达 5.8 亿人次,同比增长 24.8%。同时,民营医疗卫生机构的床位数由 2015 年的 107.53 万张增长至 2020 年的 204.6 万张,年均复合增长率高达 13.73%,而公立医疗卫生机构床位数的同期年均复合增长率仅为 3.45%;民营医疗机构的床位数占全部医疗卫生机构床位数的比例已超过 28%。

二、医药产业呈现快速增长趋势

随着医药卫生体制改革全面深化,医药工业发展的内外部环境将发生复杂而深刻的变化。新一轮技术变革和跨界融合加快,围绕新机制、新靶点药物的基础研究和转化应用不断取得突破,生物医药与新一代信息技术深度融合,以基因治疗、细胞治疗、合成生物技术、双功能抗体等为代表的新一代生物技术日渐成熟,为医药工业抢抓新一轮科技革命和产业变革机遇提供了广阔空间。

(一)医疗、医保、医药联动改革加快推进,医药卫生体制改革持续深化

2021年3月12日,《中华人民共和国国民经济和社会发展第十四个五年规划和2035年远景目标纲要》权威发布,明确了国家对于"十四五"期间的政策要求和未来十五年经济和社会发展的远景目标,指明了未来医药行业的重点发展方向;提出全面推进健康中国建设,加快建设分级诊疗体系,积极发展医疗联合体;推进国家组织药品集中采购使用改革,完善医保目录动态调整机制;推行以按病种付费为主的多元复合式医保支付方式;将符合条件的互联网医疗服务纳入医保支付范围;扎实推进医保标准化、信息化建设等。

2021年6月17日,国务院发布《关于深化医药卫生体制改革2021年重点工作任务的通知》提出,大力推广三明市医改经验;推进药品耗材集中采购;加快推进医疗、医保、医药联动改革。

围绕药品注册、药品研发、药品生产、药品供应、药品使用等领域,出台系列政策举措。在药品注册方面,国家药监局发布《药品上市后变更管理办法(试行)》,规范药品上市许可持有人药品上市后变更行为,这是我国首部专门针对药品上市后变更制定的规范性文件。在药品研发方面,国家药监局发布《以临床价值为导向的抗肿瘤药物临床研发指导原则》,在抗肿瘤药物领域确立了以临床价值为导向的药物研发的技术原则,树立以患者为核心的研发理念,不仅仅对抗肿瘤药物的研发起到了方向指引,也对所有创新药在未来立项产生了深远的影响。

此外,出台了生物类似药、化学药品、改良型新药、基因治疗、细胞治疗、静脉麻醉、新冠化药以及新冠中和抗体等多个领域多个药物种类的指导原则及技术要求,对其非临床以及临床研究都出台了具体的指导原则,

药物研发监管不断细化、规范程度进一步提升。

（二）医药产业整体发展水平跨上新台阶

"十三五"期间，规模以上医药工业增加值年均增长 9.5%，高出工业整体增速 4.2 个百分点，占全部工业增加值的比重从 3.0% 提高至 3.9%；规模以上企业营业收入、利润总额年均增长 9.9% 和 13.8%，增速居各工业行业前列。龙头企业规模壮大，产业集中度提升，2020 年百强企业营业收入比重超 30%。2021 年，中国医药制造业营业收入达到 29,288.5 亿元，利润总额 6271.4 亿元，有力支撑了健康产业发展。

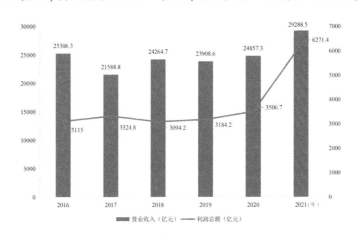

图 3-7　2016—2021 年中国医药制造业营业收入及利润总额
资料来源：国家统计局、智研咨询整理

医药产业创新取得新突破。"十三五"期间，我国医药研发投入持续增长，规模以上企业研发投入年均增长约 8%，2020 年上市公司研发费用占销售收入的比重超过 6%。在研新药数量跃居全球第二位，1000 余个新药申报临床，47 个国产创新药获批上市。医疗器械、制药装备、生产用耗材等领域的一批高端产品填补国内空白。国内企业新增药品生产批件 2941 个，其中首次上市药超过 200 个。多个疾控重点疫苗实现产业化，278 个品种 964 件通过仿制药质量和疗效一致性评价。短缺药品监测预警、小品种药集中生产基地建设等措施取得实效，供应保障机制进一步完善。

2021 年,我国 CDE 受理的各类新药注册申请多达 11,569 件,其中化学药注册申请审评审批 8174 件,化学药申请约占 70.65%;生物药注册申请审评审批 2022 件,约占 17.48%;中药注册申请审评审批 1371 件,约占 11.85%[①]。

表 3-2   2019—2021 年中国各类新药注册申请审评审批数量

单位:件

年份	化学药	中药	生物制品	其他
2019	6475	423	1179	6
2020	7907	272	1868	65
2021	8174	1371	2022	2

资料来源:智研咨询整理

2021 年,我国科创板医药企业上市数量创下新高但增速放缓。2019 年有 16 家生物医药企业上市科创板,2020 年有 34 家生物医药企业上市科创板,2021 年则达到 38 家生物医药企业上市科创板。

医药产业对疫情防控贡献突出。面对新冠疫情大考,防护物资、诊疗设备及时扩能扩产,诊断试剂、治疗药物、新冠病毒疫苗应急研发和产业化成效突出,多条技术路线的新冠病毒疫苗顺利实现产业化,并且在短时间内形成了全链条质量安全管控能力,有效满足国内接种需求,并为全球抗疫做出积极贡献。

(三)医疗器械行业处于高速增长期

新中国成立以来,我国医疗器械产业经历了从无到有、从落后到追赶甚至超越的发展历程。伴随改革开放的不断推进,国民收入增长引致消费升级,我国的医疗器械产业逐渐摆脱了初期时的匮乏,呈现出产品门类

---

① 2021 年中国医药行业发展现状及行业发展趋势分析[图]. https://www.sohu.com/a/557669072_120950203. (2022-6-16)[2022-7-18]

比较齐全、创新能力不断增强、国内外市场需求持续加大的新局面。

　　随着我国卫生体制改革进程加快,医疗器械产业在国民经济中的地位也在不断上升。中央和各地政府在新医改政策的指导下加大对基层医疗服务体系和基础设施的投资力度。其中,全国需要进行医疗设备更新的大型医院就超过两万家,而需要进行医疗器材更新的村镇医院更是达到 30 万家以上,无论是填补缺口必要,还是更新换代的需要,都必将刺激我国中低端医疗器械产品和技术的快速增长。当前,我国已形成了以珠江三角洲、长江三角洲及京津环渤海湾三大区域为代表的医疗器械产业聚集区和制造业发展带。其中,以深圳为中心的珠江三角洲(包括珠海、广州等地)集群发展尤为迅猛,主要以研发生产综合型高科技医疗器械产品为主。例如,监护设备、超声诊断、MRI 等医学影像设备,以及伽玛刀、X 刀等大型立体定向放疗设备、肿瘤热疗设备等,直接反映了现代医疗器械的新技术。

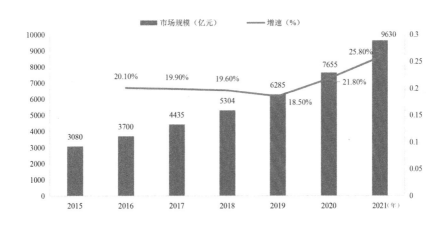

图 3-8　2015—2021 年中国医疗器械行业市场规模情况

资料来源:华经产业研究院

　　党的十八大以来,党和国家对医疗器械发展高度重视,在优化监督管理体制的同时鼓励企业创新。我国的医疗器械产业正朝着国产化、高端化、品牌化、国际化方向发展。医疗器械产业已完成了原始技术和资本积累,并初步实现产品结构调整和区域产业布局。医疗器械产业发展速度进一步加快,创新能力不断增强,市场规模保持高位增长,科技含量也不断提升。

2020 年我国医疗器械市场规模为 7341 亿元,2016—2020 年复合年均增长率为 18.7%,远远超过全球医疗器械市场的增长速度。资料显示,2021 年我国医疗器械行业市场规模为 9630 亿元,同比增长 25.8%。

从我国医疗器械市场结构情况来看,2020 年我国医疗器械市场中,医疗器械占比最高,达到 59%,高值医药耗材占比为 17%,低值医药耗材占比为 13%,体外诊断占比为 11%。

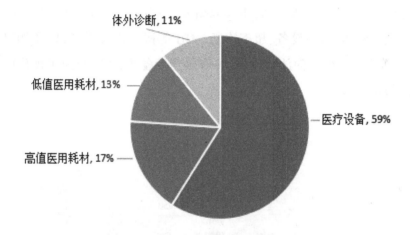

图 3-9　2020 年中国医疗器械市场结构分布情况
资料来源:华经产业研究院

从我国医疗器械生产企业情况来看,随着我国医疗器械行业的不断发展,我国医疗器械生产企业数量也随之不断增长,2020 年受疫情带动需求增长影响,我国医疗器械生产企业数量大幅增长,到 2021 年我国医疗器械生产企业数量达 28,278 家。其中可生产 I 类产品企业 18,997家,可生产 II 类产品 13,714 家,可生产 III 类产品 2004 家。

从我国医疗器械进出口贸易情况来看,2019—2021 年期间我国医疗器械进口金额小幅上涨,而出口金额在 2020 年大幅上涨之后,2021 年有所下降,主要原因是许多国家和地区逐步对疫情常态化应对,防疫物资相

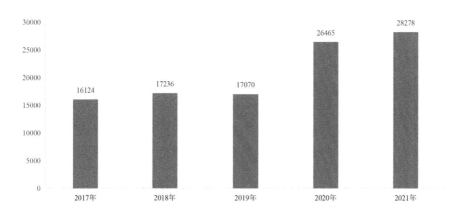

图 3-10 2017—2021 年中国医疗器械生产企业数量情况

资料来源:华经产业研究院

对充足,且此前疫情形势较为严重的几个国家和地区对当地防疫政策进行了调整,恐慌性采购现象有所减少。资料显示,2021 年我国医疗器械进口金额为 502.14 亿美元,出口金额为 847.29 亿美元。

表 3-3 2019—2021 年中国医疗器械进出口金额情况

年份	进口金额(亿美元)	出口金额(亿美元)
2019 年	404.77	452.32
2020 年	424.09	1237.66
2021 年	502.14	847.29

数据来源:华经产业研究院

从医疗器械企业分布看,到 2021 年年底,全国医疗器械生产企业数量达 28,278 家,较上年同比增长 13.8%。从医疗器械企业在全国的区域看,广东最多,有 5221 家,占了全国的近五分之一(18%),也是唯一超 5000 家的省份。超过 3000 家的有江苏和山东两个省,分别为 3580 家和 3030 家。超过 2000 家的只有浙江一省,为 2287 家。上述四省占了全国医疗器械生产企业总数的近一半(49%)。超过 1000 家的有河北、河南、湖北、上海和北京五个省份,分别为 1752 家、1268 家、1165 家、1125 家和 1085 家。西部省份医疗器械生产企业较少,如西藏、青海和宁夏分别只有 14 家、29 家和 38 家,新疆、甘肃稍多些,也只有 102 家和 106 家。

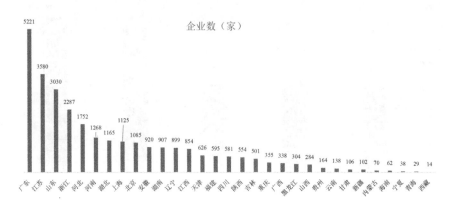

图 3-11　2021 年各省份医疗器械生产企业数量
数据来源：华经产业研究院

医疗器械创新能力不断提升。随着创新器械优先审评审批、上市持有人制度、创新器械优先纳入集采目录等政策不断出台试行，医疗器械创新正式进入发展快车道。自 2014 年国家药监部门设置创新医疗器械快速审批通道，至 2020 年底，共有 100 个创新医疗器械获批上市。这些创新医疗器械接近或者达到国际先进水平，临床应用价值显著，部分创新医疗器械填补了我国相关领域的空白，更好地满足人民群众对高质量、高水平医疗器械的需求，有效保障促进了人民群众生命健康。

从专利申请情况看，2008—2017 年期间全球及我国专利申请情况显示，全球医疗器械专利申请量约 199 万件，我国十年间共申请专利超 61 万件，全球及我国专利年均增长率为 3.62% 和 15.28%（考虑到专利申请时限较长，该数据为 2008—2016 的年均增长率），我国专利数量从 2008 年的 3759 项（占当年全球总量的 16.57%）增长到 2017 年的 95,098 项（占当年全球总量的 50.30%）。从专利成果主体看，全球专利申请人排在前十的都是大型企业，我国专利申请人主体多元，既有高等院校，又有企业，其中企业以外资企业为主。我国医疗器械创新研发技术以高校为主要力量，与国际上企业是创新主体的发展模式不一致，具有较强专利创新能力的企业数量不多，整体还处于中等偏低水平。国内不少医疗器械企业开始研发自主知识产权产品,通过引进、消化、吸收、再创新等策略在中高端医疗器械市场上占据一席之地。

三、健康养老进入发展快车道

(一)政策驱动健康养老产业发展

发展健康养老产业,是积极应对人口老龄化的重大举措,也是推进供给侧结构性改革、扩大有效需求和激发经济发展新动能的有力抓手。习近平总书记在党的十九大报告中指出,要"积极应对人口老龄化,构建养老、孝老、敬老政策体系和社会环境,推进医养结合,加快老龄事业和产业发展"。2021年3月出台的《中华人民共和国国民经济和社会发展第十四个五年规划及2035年远景目标纲要》明确提出大力发展普惠性养老服务,支持家庭承担养老功能,构建居家社区机构相互协调,医养康养结合的养老服务体系,完善社区居家养老服务网络,推动专业机构服务向社区延伸,同时整合利用存量资源发展社区嵌入式养老。

2022年7月,国家卫生健康委等11个部门联合印发《关于进一步推进医养结合发展的指导意见》,瞄准医养结合的难点堵点,提出发展居家社区医养结合服务,推动机构深入开展医养结合服务,加强医疗养老资源共享及积极发挥信息化作用以优化服务衔接,完善价格、保险等支持政策,多渠道引才育才,强化服务监管;并强调推进医养结合是优化老年健康和养老服务供给的重要举措,是积极应对人口老龄化、增强老年人获得感和满意度的重要途径。

(二)养老消费需求呈现多元化

人口老龄化程度加快。当前,我国已进入深度老龄社会,2021年,全国 65 岁以上人口占比为 14.2%①,超过国际深度老龄化标准(14% 以上)0.2 个百分点,老年人口呈现基数大、增速快的趋势。《中国发展报告2020:中国人口老龄化的发展趋势和政策》指出,"十四五"规划期间,中国将由老龄化社会进入老龄社会。到本世纪中叶,中国人口老龄化将达到最高峰,65 岁及以上养老人口占比将接近 30%。规模庞大且快速增长的老年群体将对健康养老服务提出更多更高的需求,也为健康养老产业提供了巨大的市场空间。

老年群体需求侧呈现出多样性、多层次、个性化特征。随着老年人群收入水平的提高、文化层次提升和思想观念的多元化,需求则发生了巨大的变化:在养老观念上,从被动的"养儿防老"转向主动的"自主养老",不再简单局限于物质层面的吃饱穿暖,更加注重娱乐文化、旅游休闲等需求。在养老产品上,老龄生活所需的器械及护理用品日益增多。

(三)养老产业市场规模不断提升

随着国家政策的支持以及产业技术的发展,在社会及市场需求的驱动下,我国养老产业市场规模不断壮大。2020 年我国养老产业市场规模达 8.8 万亿,同比增长 27%。

养老服务体系供给能力仍有不足。近年来,我国养老服务机构数量连年上升,但相对于市场需求仍有较大的上涨空间。从 2012 年至 2020年,全国养老机构数量由 4.8 万个增长至 31.9 万个,床位由 417 万张增长至 824 万张。其中民办养老机构占到养老机构总数的 54.5%,床位数占到总数的 55.8%。我国养老市场目前存在两极分化现象,一方面高端养老地产项目无法解决大部分人养老的需求,另一方面当前大部分养老机构服务质量参差不齐,缺乏有效监管。在面对养老需求的消费升级及需求多样化、专业化等,融合养老、医疗、旅游、文化、生态等多产业融合发

① 按照国际通行标准,一个地区 60 岁以上老人达到总人口的 10%,或者 65 岁以上老人达到 7%,即可视为进入老龄化社会;65 岁以上老人达到 14% 为深度老龄化;达到20% 为超级老龄化。

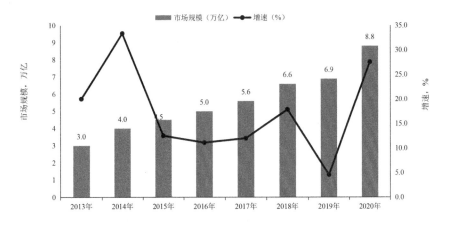

图 3-12 2012—2020 年中国养老产业市场规模及增速

资料来源:湘雅证券交易所、华经产业研究院

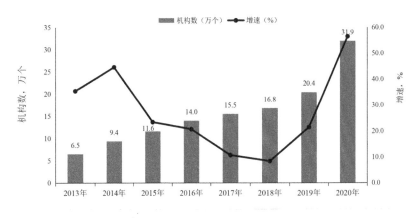

图 3-13 2012—2020 年中国养老机构数量及增速

展模式仍需提升。

　　大批养老相关企业涌现。我国现存养老相关企业 27.9 万家。2022 年上半年,我国新增养老相关企业 2.7 万家,同比增加 8.3%。近十年,我国养老相关企业注册量逐年增加,其中 2014 年新增 1.2 万家,同比增加 71.1%,成为近十年注册量增速最大的一年;之后年度注册量增速虽有放缓但始终保持在 10% 以上,2019 年、2020 年、2021 年分别新增养老相关企业 3.9 万家、4.3 万家、5.4 万家,分别同比增加 22.6%、10.4%、25.7%。(见图 3-14)。

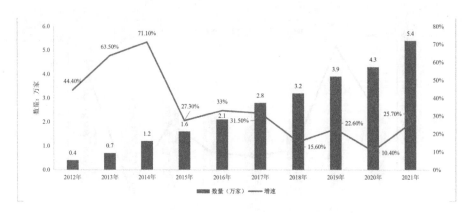

图 3-14　2012—2021 年中国养老相关企业注册数量

数据来源：企查查

(四)养老机构区域分布差异显著

从区域分布来看,截至 2022 年 8 月,江苏省现存 2.6 万家养老相关企业,排名第一,山东、广东两省分别有 2.5 万家、2.3 万家,位列前三。此后依次为河南、四川、安徽等区域。除前三名外,前十其他区域拥有养老相关企业数量差距相对较小(图 3-15)。

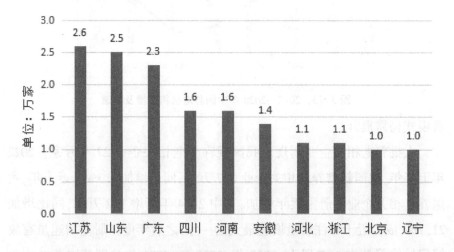

图 3-15　2022 年 8 月中国养老相关企业地区分布情况 TOP10

数据来源：企查查

（五）养老模式向多样化、智慧化发展

中国推行的养老模式主要为"9073"模式,这一模式最早在"十一五规划"中由上海率先提出,即90%的老年人由家庭自我照顾,7%享受社区居家养老服务,3%享受机构养老服务。除了这三种养老模式,近几年还兴起的几种新型养老模式如嵌入式养老、候鸟式养老、田园式养老、互助养老等新型健康养老模式。

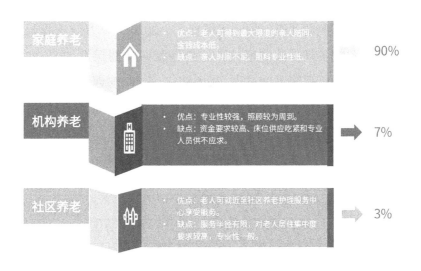

图3-16　中国推行的"9073"养老模式

互联网+健康发展迅速,养老模式将向智慧化发展。以新一代信息技术为代表的智能科技对健康养老产业的影响日趋明显,以计算机、物联网、智能信息产品等新一代信息技术与传统健康养老融合而出现的"互联网+养老"等智慧养老新业态、新模式。智慧养老通过技术手段从远程监控、实时定位、统一平台信息交互等角度多方位打造信息化养老服务系统,满足老人和家庭的现代化、科学化和人性化的养老需求。一是医疗与健康服务的高需求对传统医疗卫生服务提出新挑战。随着工业化、城市化、老龄化进程加快,人民群众的医疗与健康需求日益增加,医疗服务有效供给和多元化的健康需求保障能力明显不足。二是新技术的发展与应用对医疗与健康服务提出新挑战。以大数据、云计算、移动互联等为代表的新兴技术与医疗健康服务不断融合,新模式、新业态、新产业不断涌现,传统医疗健康服务体系和基础设施亟须重构。

(六)老年照护服务日趋完善

长期护理保险试点工作稳步推进。我国自 2016 年启动长期护理保险试点,以长期处于失能状态的参保人群为保障对象,重点解决重度失能人员基本生活照料和医疗护理所需费用。2020 年 9 月,《医保局 财政部关于扩大长期护理保险制度试点的指导意见》(医保发〔2020〕37 号)明确扩大长期护理保险制度试点,新增北京、天津、陕西、内蒙古等 14 个省区市开展长期护理保险试点工作,在制度框架、政策标准、运行机制、管理办法等方面作出探索。

表 3-4　长期护理保险制度试点城市名单

序　号	省　份	试点城市
一、新增试点城市		
1	北京市	石景山区
2	天津市	天津市
3	山西省	晋城市
4	内蒙古自治区	呼和浩特市
5	辽宁省	盘锦市
6	福建省	福州市
7	河南省	开封市
8	湖南省	湘潭市
9	广西壮族自治区	南宁市
10	贵州省	黔西南布依族苗族自治州
11	云南省	昆明市

续表

序　号	省　份	试点城市
12	陕西省	汉中市
13	甘肃省	甘南藏族自治州
14	新疆维吾尔自治区	乌鲁木齐市
二、原有试点城市		
1	河北省	承德市
2	吉林省	长春市、吉林市、通化市、松原市、梅河口市、珲春市
3	黑龙江省	齐齐哈尔市
4	上海市	上海市
5	江苏省	苏州市、南通市
6	浙江省	宁波市
7	安徽省	安庆市
8	江西省	上饶市
9	山东省	济南市、青岛市、淄博市、枣庄市、东营市、烟台市、潍坊市、济宁市、泰安市、威海市、日照市、临沂市、德州市、聊城市、滨州市、菏泽市
10	湖北省	荆门市
11	广东省	广州市
12	重庆市	重庆市
13	四川省	成都市
14	新疆生产建设兵团	石河子市

资料来源:《医保局 财政部关于扩大长期护理保险制度试点的指导意见》
(医保发〔2020〕37号)

　　长期护理保险试点六年来,全国已覆盖了1.45亿人,累计待遇享受人数约172万人,人均报销水平约每年1.6万元,基金支付占到个人基本护理费用负担的70%左右。上海作为最早开始推行长期护理保险的城市,已经孕育了如福寿康、颐家养老等院外护理机构。长期护理保险、惠民保等政策福利为养老、护理企业提供良好的政策土壤,同时也为企业和机构引流增量。

四、保健食品产业呈现波动性发展

(一)政策引导保健品行业规范发展

中国保健品行业发展起始于20世纪80年代,改革开放之后,国民经济水平快速上升,人们对于保健品的需求有所上升。我国保健品行业发展历程可以划分为三个阶段:第一阶段为1987—1998年,保健品行业在此期间蓬勃发展,但同时也伴随着乱象丛生,如"中华鳖精"事件;第二阶段为2000—2005年,保健品行业在此期间处于发展试行阶段,保健品厂家大幅缩减;第三阶段为2008年至今,保健品行业处于监管加强期。2019年年受权健事件影响,"百日行动"(1月8日—4月18日)加强了对于保健食品注册+备案制度双轨并行的执行力度,严格医保刷卡类目,同时停止发放直销牌照。在监管日趋严格的背景下,保健品行业发展更加规范。同时,国家陆续出台《保健食品原料目录营养素补充剂(2020年版)》《保健食品标注警示用语指南》《保健食品原料目录与保健功能目录管理办法》(总局13号令)等产业政策为保健食品行业的发展提供了明确、广阔的市场前景。

(二)消费升级背景下保健食品行业需求旺盛

在营养及健康知识普及,消费升级及政策的影响下,中国保健品市场发展迅猛。随着居民生活水平的提升,对身心健康提出了更高质量的要求,同时,年轻人工作强度不断提升,营养补充以及抗疲劳需求越来越明显。从治疗向预防消费诉求的转变、健康意识的提升、健康需求的精细化以及消费者对高品质保健食品的追求等多种因素,刺激了我国营养保健食品的销量增长。2016年中国保健品市场规模1446亿元,2020年增至2444亿元,成为全球第二大保健品消费国。我国营养及健康知识普及不断普及,保健品渗透率低,老龄化加剧,国民收入提高,由此看来,中国保健品市场潜力大,预计2021年市场规模将超2705亿元。但与发达国家相比,我国人均保健食品消费仅为美国人均保健食品消费的14%,日本人均保健食品消费的21%,我国保健食品的需求空间仍然巨大。

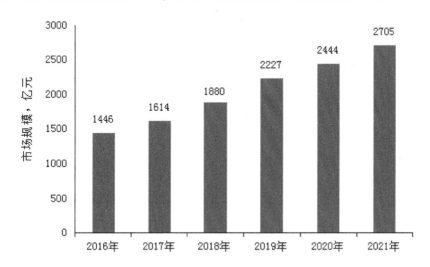

图3-17 2016—2021年中国保健品市场规模预测趋势图
数据来源:中商产业研究院整理

相较美国而言我国的保健品渗透率普遍较低,发展潜力较大。IQVIA的数据显示,我国保健品渗透率较高的年龄段是在45岁及以上,均在20%以上,24岁及以下年龄段的保健品渗透率为19%。整体来看,与美国相比,我国的保健品渗透率普遍较低,且差距较大。由此可见,我国保健品市场发展潜力较大。

(三)保健品行业集中度较低,市场竞争激烈

中国保健品行业市场集中度较低。根据欧睿信息咨询公司(Euromonitor)数据显示,2019年我国保健品市场CR3为14.6%,CR5为19.8%,CR10为28.9%,市场较为分散,主要原因是在过去较长时期内,行业准入门槛较低,注册审批时间比药品短,临床试验难度比药品低,但行业利用消费者心理进行暴利定价,从而吸引了大量食品厂家进入。同

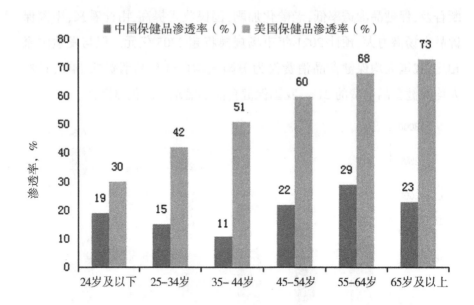

图 3-18　中美两国各年龄段保健品渗透率对比情况
数据来源：前瞻产业研究院整理

时，由于过往"蓝帽子"资质管理不严格，大量低质保健品企业得以通过贴牌进入市场。

根据欧睿信息咨询公司（Euromonitor）数据，中国保健品行业品牌竞争格局看，2019 年汤臣倍健的市场份额为 5.9%，位于行业品牌首位；无极限市场份额为 5.3%，仅次于汤臣倍健；安利市场份额为 3.4%；完美市场份额为 2.7%；东阿阿胶市场份额为 2.5%。

中国保健品行业细分类别品牌竞争格局看，膳食补充剂中汤臣倍健在膳食补充剂类产品的市场份额最高。膳食补充剂指为人体补充维生素、矿物质等营养物质的保健食品，由于主要类别如维生素和钙片等研发和上市门槛较低，导致大量不同厂商生产的同质化产品在市场上激烈竞争，行业集中度较低。根据欧睿信息咨询公司（Euromonitor）数据显示，2019 年汤臣倍健在膳食补充剂类产品的市场份额最高，占比为 9.9%，其次是汤无极限，占比 9.1%。

体重管理领域的保健食品包括营养粉和混合饮料等代食产品，美国

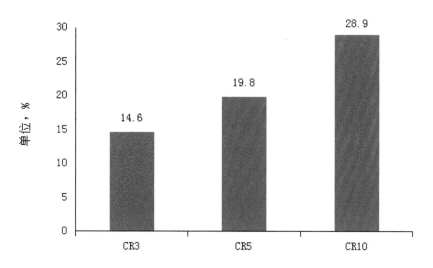

图 3-19　2016—2021 年中国保健品市场规模预测趋势图

数据来源：前瞻产业研究院整理

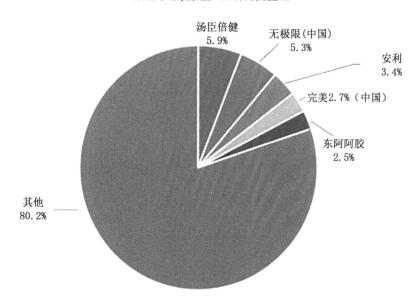

图 3-20　2019 年中国保健品行业品牌竞争格局

数据来源：前瞻产业研究院整理

品牌康宝莱占据绝对优势，占比为 46.8%。占据近一半的市场份额，具有绝对优势；其次为雅培，市场份额为 11%；欧瑞莲、泰尔制药分别位列第

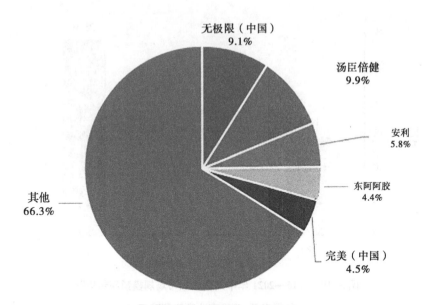

图 3-21　2020 年中国保健品行业下膳食补充剂类品牌市场份额（单位：%）

数据来源：前瞻产业研究院整理

三和第四，占市场份额的 5.8% 和 4.3%。

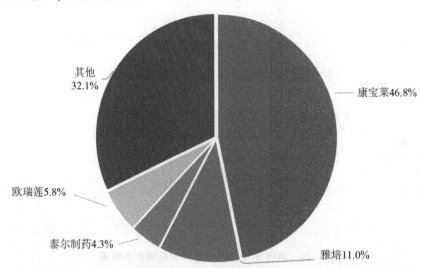

图 3-22　中国保健品行业下体重管理领域品牌市场份额（单位：%）

数据来源：前瞻产业研究院整理

运动营养领域的保健食品主要针对健身和经常运动的人群,为其补充运动所需的各类营养如蛋白质等。市场规模较小但2015年以来保持30%以上的高增速。西王食品占据较大的市场份额,市场份额达到27%,CR3为50.7%。

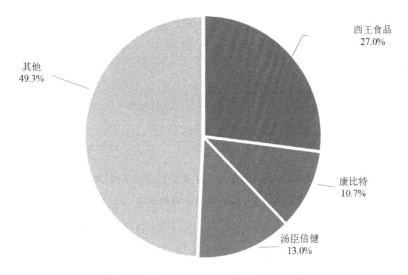

图3-23　2019年中国保健品行业下运动营养领域品牌市场份额(单位:%)
数据来源:前瞻产业研究院整理

中国保健品行业主要营销渠道分别为直销、电商和药店。据Euro-monitor数据,我国保健品行业主要营销渠道分别为直销、电商和药店,其中直销渠道占比为36%,电商渠道占比为34%,药店渠道比重为16%。

(四)保健品行业需加强研发和创新,增强竞争力

当前保健品受众已逐步向年轻群体渗透,该趋势将随着健康中国战略的实施而进一步扩大。与此同时,中国老龄化人口加剧,保健品刚需属性加强。随着消费群体的扩大以及消费能力的提升,保健品市场的消费潜力将逐步得到释放。与此同时,保健品行业同质化竞争激烈,通过品牌宣传推广、践行社会责任、普及健康教育、提升服务质量等多元化的手段进行品牌建设,是企业提升知名度和认可度的有效手段,有助于企业提升综合竞争力。

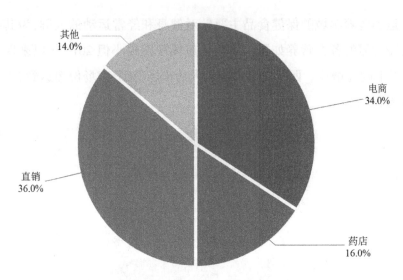

图 3-24 2019 年中国保健品行业主要营销渠道结构 (单位 : %)
数据来源 : 前瞻产业研究院整理

加强产品研发及创新 , 将成为保健品企业提升竞争力的关键要素。相较于药品市场 , 保健品行业进入门槛相对较低 , 市场长期鱼龙混杂 , 产品质量参差不齐 , 甚至出现虚假产品的恶劣现象 , 极大地消耗了消费者的信心。随着消费人群的扩大化、细分食品市场对企业产品创新力的要求也将有所提升 , 因此 , 需要加强产品研发和创新 , 满足消费者多样化消费需求。

推动精细化经营管理 , 加强新技术新方法的运用。在互联网技术的驱动下 , 面向消费者市场的多个领域已经实现变革 , 相对传统的保健品行业 , 在运用新技术新方法方面稍显滞后。以往粗放式的经营管理已经无法满足企业发展壮大的需求 , 加速融合互联网技术 , 拓展线上销售渠道、加强新媒体营销、深化用户管理 , 将有助于企业更好地建立和扩大品牌知名度 , 并更好地满足新一代消费者需求 , 最终提升用户忠诚度。

五、健康管理服务业处于初步发展阶段

健康管理是 20 世纪 50 年代末最先在美国提出的概念 , 逐步发展成

为区别于医院等传统医疗机构的专业健康管理公司,并作为第三方的服务机构和医疗保险机构或直接面向个体需求,提供系统专业的健康管理服务。健康管理服务是以促进人们健康为目的,运用医学、管理学等学科理论、技术与方法,对个人或群体健康状况及健康风险因素进行全面检测、评估、干预的过程,符合现代健康概念和中医"治未病"思想。总体而言,在大健康战略下,健康管理服务产业将是最主要的增量市场。

（一）我国健康管理服务业发展历程

我国健康管理服务行业发展受经济、政策、市场环境等因素的影响,其发展经历了萌芽阶段、探索阶段和发展阶段。

1. 萌芽阶段(1997—2004 年)。1997 年,九华体检成立,是中国第一家健康体检公司,拉开了中国健康体检序幕。2004 年,爱康网成立,将哈佛大学公共卫生学院疾病预防中心"健康与疾病评估"模型引入中国,并提出 360°健康全管理的理念,中国健康管理服务行业逐渐萌芽。

2. 探索阶段(2005—2015 年)。2005 年 12 月,原中国劳动和社会保障部将健康管理师列为卫生行业特有职业(工种)。次年,原卫生部出版健康管理师的培训教材,为健康管理师职业发展提供理论支撑。随后,中华医学会健康管理学分会的成立及《中华健康管理学杂志》正式创刊。2008 年,中国科技部组织实施"中国人个人健康管理信息系统的构建与应用"课题计划。2009 年 8 月,原卫生部发布《关于印发〈健康体检机构管理暂行规定〉的通知》,对开展健康体检机构的执业条件、执业规则作出明确规定。2005—2015 年期间,中国健康管理服务行业尚处于探索阶段,健康管理师的职业资格证书并未视为卫生行业特有职业(工种),健康管理服务行业发展道路尚不明晰。

3. 发展阶段(2016 年至今)。2016 年,中共中央、国务院发布《"健康中国 2030"规划纲要》,支持发展第三方医疗服务评价、健康管理服务评价,以及健康市场调查和咨询服务,为健康管理服务行业发展营造良好的市场环境。2017 年,中国人社部发布《关于职业资格目录清单公示内容调整情况的说明》,在技能人员职业资格"关于健康咨询服务人员"中增加"健康管理师"。2018年1月,国家卫计委人才交流服务中心发布《关于开展2018年卫生计生行业职业技能全国统一鉴定工作的公告》,明确提出鉴定职业包含健康管理师等三个职业,正式将健康管理师视为卫生行业特有职业对待。2018年,国家卫健委发布《健康体检中心管理规范(试行)》,对独立设置的健康体检中心做出相关要求。以上政策促进中国健康管理行业步入发展阶段。

(二)健康管理服务业驱动因素

1.政策支持力度加大。伴随中国工业化、城镇化、人口老龄化进程不断加快,居民的生活环境、生活方式、食品安全状况均对居民健康产生重要影响。为降低健康风险,中国政府及相关部门加强慢性病防治工作,改善居民健康状况,提高居民健康意识,引导健康管理公司开展健康咨询、干预、随访等服务业务。《关于促进健康服务业发展的若干意见》等政策出台,有助于为健康管理服务行业营造良好的市场环境,促进行业快速发展。

2.下游需求旺盛。"健康中国"行动的深入推动,以及随着人民生活水平日渐提高和保健意识逐渐增强,人们的健康消费观念逐步由原来疾病治疗向全方位保健转变,以预防为主导的健康体检行业获得高速发展,慢跑、健身APP、健康可穿戴设备等健康行为成为时尚。此次新冠疫情之后,势必会强化以提高抵抗能力和免疫力为导向的主动式健康消费,进而有可能推动以健康生命系统养护为基础的健康管理服务业的全面升级。

3.慢性病患病风险高。近年来,我国慢性病发病率呈井喷式上升,究其原因,就在于人们健康素养的薄弱。生活中饮食不加节制、不重视运动、不注意心理状态调节、对体检不达标结果无动于衷等不良行为,导致慢性病高发,且日渐年轻化。根据《中国卫生健康统计年鉴2021》统计数据显示,2020年心脑血管病、癌症和慢性呼吸系统疾病是我国城乡居民的主要死因,占据着超过 80% 的比重,这四大类重大慢性病已成为导致我国居民过早死亡的重要因素。在这一背景下,以"全生命周期"的健康管理具有广泛的市场前景。

表 3-5 2020 年我国城乡居民前十位疾病死亡率情况

单位:1/10 万

疾病名称	城市居民	农村居民
恶性肿瘤	161.4	161.85
心脏病	155.86	171.36
脑血管病	135.18	164.77
呼吸系统疾病	55.36	63.64
损伤和中毒外部原因	35.87	50.93
内分泌、营养和代谢疾病	22.79	19.01
消化系统疾病	15.82	15.3
神经系统疾病	9.06	9.31
泌尿生殖系统疾病	6.64	7.35
传染病(含呼吸道结核)	5.49	6.61

资料来源:《中国卫生健康统计年鉴 2021》

4.技术变革支持产业的交叉发展。随着现代科技的渗透性加强,如移动互联网、大数据、物联网、云计算等,已经颠覆了很多传统行业的格局,对健康产业产生了深远的影响。来自医药产业自身的技术进步也会给大健康产业带来巨大变化。比如合成生物学、表观遗传学的发展未来将会极大地促进生物技术的发展,个性化医疗逐渐进入应用,信息技术、云计算、MEMS 技术的普及使得个人健康管理成为可能。

(三)健康管理服务市场规模保持上升态势

中国健康管理服务行业起步晚,尚处于初步发展阶段,其细分领域中,健康体检占据约 70% 的市场份额。健康体检所占市场份额高,原因在于健康体检是健康管理服务的初步环节,是单位客户及个人客户的共同需求。健康管理服务公司可利用健康体检结果,将业务向后延伸,进行健康评估和改善建议,进而实现健康干预、健康随访业务发展。

健康管理服务有两种分类方式,其一,按照健康管理服务的内容,健康管理服务可分为体重管理、控烟管理、限酒管理、睡眠管理、压力管理、运动管理、慢性病管理等类型,由于健康管理服务行业处于发展初期,以上健康管理服务类型尚未实现普及,仅面向少数人群。其二,依据健康管理服务流程,可将健康管理服务分为健康体检、健康评估、健康咨询、健康干预、健康随访,健康体检属于健康管理服务的初步环节,面向群体广泛,健康评估、健康咨询的消费群体已逐步扩大,健康干预多针对高净值人群。

中国健康管理服务行业市场规模由 2014 年的 1054.3 亿元上升至2020 年的 3120.1 亿元,年复合增长率为 19.82%。未来,健康管理服务业务由健康体检向健康干预、健康随访延伸,中国健康管理服务行业市场规模将持续保持上升态势。

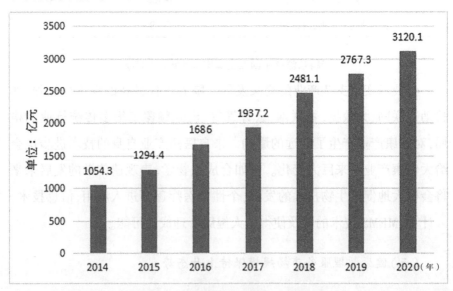

图 3-25　我国健康管理服务行业市场规模

资料来源:头豹研究院

2020 年中国体检人次为 6.4 亿人,体检行业市场规模将近 1800 亿元。中国国民对自身健康状态关注度越来越高,在互联网和人工智能的趋势下,数字健康管理行业发展呈现加快发展趋势。由于新冠疫情等因素影响,消费市场受到冲击,但健康消费却呈现较快增长势头。国家统计局公布的数据显示,2021 年我国人均医疗保健消费支出 2115 元,增长14.8%,增速高于全国居民人均消费支出 1.2 个百分点,居民消费结构进一步改善。

(四)以健康体检公司、健康管理服务公司为主

中国健康管理服务行业分散,但市场集中度不断提高,高端健康管理服务市场具有较高红利,是健康管理服务企业未来发展的重点开拓领域。当前,中国健康管理服务公司数量超 10,000 家,以健康体检公司为主。依据企业服务内容,健康管理服务公司包含体检主导型、中药调理型、资源整合型、自我服务型、技术服务型、私人医生型。其中,体检主导型公司占据中国健康管理服务行业较高市场份额(约 70%),包含公立医院开办的健康体检机构、民营的专业连锁体检机构;技术服务型公司依托人工智能、互联网、大数据等新兴技术存在,伴随科技进步,技术服务型公司所占市场份额将逐步提高;私人医生型公司的客户群体多为高净值人群,以服务质量、专业水平为企业发展要素;中药调理型、资源整合型、自我服务型公司数目少,所占市场份额低。整体而言,中国健康管理服务行业市场分散,具有健康管理服务全流程业务的公司数量较少,行业处于初步发展阶段。

依据公司规模、资源、专业水平,可将健康管理服务公司划分为三个梯队:第一梯队,包含产业链全或连锁机构,代表公司有美年大健康、国康健康、慈铭体检等,市场份额约 20%—30%。第二梯队,依托于互联网技术,加强科技应用的公司为主。由于中国健康管理服务行业企业数量众多,市场分散,第二梯队企业数目众多,代表企业有企鹅杏仁集团、平安好医生、丁香医生等,市场份额约 40%—50%。第三梯队,公司规模小,发展具有地域性,知名度低的健康管理服务公司,市场份额约 20%—30%。

健康管理服务公司数量众多,客户群体以企业客户及高净值人群为主,导致健康管理服务市场竞争激烈。中小公司需在服务质量、客户资源、医生专业水平、科技等方面着手,不断提升自身竞争力,以在健康管理服务行业抢占市场份额。

(五)健康管理服务向全流程、全渠道发展

随着互联网渗透程度提高和居民健康意识提升,将促使健康管理服务行业逐步向全流程、全渠道、全周期发展,不断满足消费者多样化需求。

健康管理服务与健康保险融合发展。健康管理服务具备健康服务、风险管控的双重功能,是由医疗机构、保健机构、体检中心等主体对消费者的健康风险因素进行全面分析、评估、监测、预测、预防、维护的过程。健康保险是抵御健康风险的保险产品,其服务范围已延伸至医疗、保健、疾病预防等方面。投保人对健康管理服务的需求除健康监测、评估、干预外,还包括风险管控风险抵御等方面。健康管理服务与健康保险产品的结合,可促进健康管理服务与健康风险管控融合发展。例如,2017 年 9 月,中国人民健康保险公司正式发布"人民健康一卡通",搭建医院、体检中心、康复护理、养老、药品配送、体育健身等资源的协同平台,构建了健康管理服务生态圈。2019 年 12 月 1 日,银保监会公布新版《健康保险管理办法》,将促进保险公司与医疗机构、保健机构、健康管理机构等合作,进而推动健康管理服务与健康保险产品相结合。

在科技进步趋势下,健康管理服务流程将逐步优化,为客户提供更便捷、更全面、更优质的服务。

第四节　我国健康产业的发展趋势

在国家、企业和社会公众的共同努力下,我国健康产业得到了快速的发展,取得了可喜的成绩,新时代我国健康产业面临新的发展环境①。人们对健康意识的增强扩大了健康产品需求,医疗卫生、营养保健等健康服务产业对经济的快速发展起到了刺激作用,成为国民经济向前发展的另一重要推动力,为经济社会的高质量发展作出巨大贡献,未来健康产业发展呈现以下发展趋势。

一、健康服务市场需求方主动性更强,供方之间的竞争日益激烈

由于中国地域广阔、人口众多,经济条件和消费方式差异大,国内健康产业的产品和服务必须以多样化、差异化的方式来满足市场需求。信息技术的迅猛发展为健康服务机构的发展提供了便利,预约健康服务成为发展主流,网络医院、远程服务和实时监护等新服务模式取代了传统服务模式,优化了健康服务机构对客户开展服务的流程,使得服务质量和服务效率得到提高。多元化和多样的健康服务丰富了健康市场,人们可以充分享受到更方便灵活的健康服务。

我国加入 WTO 以后,国家对医药卫生体制进行了改革,医疗服务领域逐步向世界开放,各类医疗和健康服务机构通过改革、重组和兼并等方式组建成更加完善的全新机构,尤其是外商可以进入后,出现了合作医院乃至独资医院,改变了之前公立医疗机构独自唱"重头戏"的局面,健康服务领域在打破坚冰的过程中,出现了健康服务机构过剩的现象,供方市场逐渐向需求方市场转变,一定程度上增加了需求方的主动性,供给方竞争日益激烈,产生"优胜劣汰、适者生存"的格局,健康服务机构想要赢得和占领市场,必须找准市场定位,通过个性化和特色化的服务创造出自己的品牌。

---

① 张鹏:《我国开展健康管理服务的探讨》,《中华医院管理杂志》2007 年第 11 期。

二、健康产业链条持续优化与重构

(一)在政策驱动下,拥有央企背书的大型医疗集团构成我国医疗服务重要部分

随着 2021 年结束,持续了近二十年的国企医院剥离工作,基本宣告完结。2021 年 12 月 23 日,国资委通报的数据显示,截至 2021 年 11 月底,中央企业所办 1154 个医疗机构深化改革完成率达到 99.6%,中央企业办医疗机构改革基本完成。

整体改制期间,各大央企医疗机构,包括国药医疗、华润医疗、通用医疗、宝石花医疗、新里程医疗在内的多家医疗集团床位数已超万张,覆盖全国多个省、自治区、直辖市。随着剥离工作宣告完结,拥有央企背书的大型全国性的医疗集团即将成为我国医疗服务体系的重要组成部分。

(二)传统行业上市公司持续进入健康产业,转型重点布局医疗服务

相较于央企集团从二十年前收并购国企医院布局构建医疗集团的早期布局,一些传统行业上市公司转型布局医疗虽然晚,但来势汹汹。2015 年国家明确了"十三五"时期及未来的医疗健康产业发展蓝图,上市公司纷纷下场通过投资或收并购方式布局医疗服务行业。2015 年,三星电气确立开始战略转型进入医疗服务领域,随后改名为三星医疗。同年 4 月,旗下子公司收购宁波明州医院。随后,2017 年收购浙江明州康复医院,2020 年公司整体医疗服务收入为 13.8 亿元(其中明州医院营收已超过 10 亿元)。根据 2021 年 11 月 6 日公司公告,以 5.16 亿元收购杭州明州康复和南昌明州康复两家康复医院分别为 84%、85%的股权,进一步提升公司在康复领域的战略性布局。

2015 年 6 月,京东方公告以 2.51 亿元收购由春华资本和王学清所持有的明德医院全部股份,同日宣布与美国最大的医疗服务公司之一尊严

健康(Dignity Health)签署战略合作,正式开启了医疗领域战略转型。截至 2021 年年底,京东方共投资 116 亿建设合肥京东方医院(于 2019 年 3 月开业)、京东方(BOE)成都数字医院(2021 年 4 月份开业)、苏州京东方医院等。

同样 2015 年加入转型的还有盈康生命(前身为广东星河生物科技股份有限公司),公司最早主业为农产品,2016 年完成了对玛西普医学科技发展(深圳)有限公司的收购同时,正式剥离食用菌业务,彻底转型为医疗相关公司。2017—2018 年先后收购杭州中卫中医肿瘤医院、长春盈康医院(原长春星普医院)、重庆华建友方医院、长沙盈康医院(原长沙星普医院),进一步从器械向医疗服务扩张。2019 年,广东星普医学科技股份改名为盈康生命,将其 1.59 亿股 A 股变更给海尔电器,公司实控人变为海尔集团。变更后,同海尔发展医养科技,主要打造肿瘤健康板块,侧重医院建设。目前盈康生命(300143.SZ)和海尔生物(688139.SH)隶属于盈康一生,海尔集团在大健康领域孵化的生态平台,围绕着医疗基建、医疗装备、医疗服务三大领域的不断创新,意在形成生态场景互补。

2021 年 8 月份以来,未来股份先后宣布收购上海国际医学中心 29.87%股份,12 月分别公告收购北京善方不低于 51%股份,以及计划收购新加坡富乐医疗 100%股份。而盛趣游戏 CEO 在 9 月份的神经学学术大会指出,未来二十年公司的重点布局为聚焦医疗的 AI 及游戏技术。

"十四五"期间的政策持续利好社会办医,跨行业上市公司下场通过收并购或投资自建的医院方式进军医疗,到目前看来结果喜忧参半,医疗服务对于精细化管理能力的高度要求,也让一些来自传统行业的上市公司显得水土不服,但医疗行业的大趋势毋庸置疑,未来依然会有来自于其他行业的上市公司入局医疗服务,不论是传统工农行业还是互联网巨头,但入局参与的细分赛道会更加多元化,除了传统医院资产外,智慧医院和数字医疗科技也将成为跨界整合的新方向。

（三）一级市场大型PE的医院资产布局频繁出现

近些年在市场环境利好、医疗服务供需极其不平衡的情况下，一级市场投资机构也纷纷下场布局，私募股权投资（PE）投资民营医院的热潮也从2015年开始。除大部分以少数股权投资并通过上市或后期退出分享收益的投资人之外，仍有偏好大比例控股，通过经营管理提升实现资产价值稳定增长的PE机构。

大钲资本控股收购的资产包括京都儿童医院、艾儿贝佳妇产科医院、上海浦滨儿童医院、优艾贝国际月子中心等，形成了妇、产、儿等医疗与保健领域的全产业链布局，打造儿童全生命周期医疗集团。淡马锡重注加持的安琪儿医疗集团已在中国成都、西安、昆明、重庆创建了五家妇产医院，及若干门诊、母婴护理中心。挚信资本控股的嘉会国际医院，在疫情期间也实现了逆市增长。2021年，德弘资本通过收购美华妇儿医院进军妇孺和高端医疗领域，未来的进一步行业整合可期。

这些大型私募股权机构通常寻找与公立医疗错位竞争及满足消费者差异化需求的优质医院资产，通过行业整合和运营管理能力来帮助提升医院价值。即便在民营医院"盈利难"的行业印象下，仍有不少私募股权投资（PE）布局赛道。这背后的原因不乏大型私募股权投资（PE）可以做到真正的长线投资，且长期看好国内医疗服务行业未来的发展空间。

（四）医疗服务行业部分赛道头部聚集，行业内产业整合已然开始

A股方面，2021年7月至9月，三博脑科、华厦眼科、普瑞眼科、何氏眼科通过上市委员会议；港股方面，2021年，伊美尔、瑞尔齿科等赛道头部公司提交招股说明书，固生堂12月底港股成功上市，成为中医医疗服务第一股，更是在2022年2月份被纳入恒生综合指数。而在一级市场，邦尔骨科、树兰医疗、陆道培医院、武汉亚心、全景医学均拟首次公开募股（IPO），投资机构亦纷纷开始关注有门槛和发展潜力的细分专科，如神经专科、骨科、心血管、影像等。

国内最大的肿瘤专科医院集团海吉亚医疗于 2021 年 4 月份宣布收购苏州永鼎医院 98% 股权,收购完成后,海吉亚将全面整合下属医院,着重加强永鼎医院的肿瘤特色,进一步提升集团的核心价值,同时利用永鼎医院的地域优势,加强集团在华东地区的市场地位以及扩大全国医院网络,是 2021 年行业内产业整合的最具代表性的案例。

医疗服务行业头部公司通过收并购的方式来进一步拓展市场地位已成为战略布局的主要方式之一,相比于自建,能够更快速地实现企业的战略目标。国内外的大型医药上市公司和医疗器械平台公司通过兼并并购及外部投资方式扩大产品线、整合渠道已是非常成熟的生态,随着医疗服务行业的头部公司陆续上市,能够通过资本助力,进一步加速行业整合。

(五)互联网巨头涌入医疗行业,投资策略出现从平台协同到
　　切入细分赛道

纵观互联网巨头,近些年都纷纷以不同形式入局医疗。阿里早在 2014 年就将大健康领域交给了阿里健康,百度 2015 年成立移动医疗事业部,腾讯大量投资了现有的医疗科技独角兽,美团自 2018 年起从医美切入消费医疗,2018 年 10 月拼多多上线医药健康板块,京东集团也在 2019 年宣布正式成立京东健康,成为京东集团打造的第三只巨型独角兽。互联网的后起之秀字节跳动也通过 2020 年收购百科名医网和成立小荷医疗开始入局,投资了包括松果医疗、好心情、美中宜和、爱瑞奇迹、水木未来等公司。互联网巨头入局的方式以投资行业内的优质机构为主,但背后逻辑各有不同。

阿里在医疗健康领域的核心逻辑已构建平台,通过其在淘宝、支付宝等的平台资源共享为媒介与医疗行业协同发展,偏好流量大且能推动电商平台增长的赛道,例如体检服务美年健康、医药创新服务镁信健康。京东侧重构建生态,比起腾讯和字节的外部投资战略,京东寻找可以和京东健康、京东物流及京东数科协同的赛道和企业。腾讯在医疗方面的布局核心在于连接。同时,相较于其他互联网巨头,投资的企业是最广且最多

的,从数字医疗、智慧医院、人工智能、专科医院、消费医疗、健康管理等医疗服务,到肿瘤早筛、基因治疗等前沿生命科学领域均系统性覆盖。而字节跳动通过自建及外部投资,搭建线上诊疗及线下合作医疗的全方位闭环就医环节。

后疫情时代数字医疗全面提速发展,互联网巨头的布局也从上游互联网医院、医药电商到下游的实体医疗机构,再逐步向医疗科技突破。2021年底字节跳动注册成立小荷医疗器械、美团龙珠参投手术机器人公司,腾讯天籁实验室AI技术跨界与诺尔康合作"人工耳蜗",都展现了互联网巨头向医疗科技布局的决心。

(六)政策引导药品价格体系进一步调整,医药商业产业链各环节
　　　重构加剧

截至2021年,国家医保局连续四年调整国家医保药品目录,累计新增507种药品目录。2021年全年国家组织三批药品集采覆盖122种药品,平均降价52%,谈判药品累计惠及患者1.4亿人,减轻负担1500亿元。药品集采进入常态化,不仅是医保占大头的药品及耗材进入集采目录,包括一些以院外市场为主的药品也都受到了集采的波动和影响。医院端药品流通环节利润空间大幅压缩,在医保控费相关政策的引导下,医院药占比进一步降低,医药零售、流通、营销等各环节变革加剧。

医药零售环节,处方外流稳步推进,院外零售终端在处方承接、药品品类、服务等方面深度布局与创新。在处方承接方面,由于当前企业主导互联网医院的在线增量处方较少,且无法实现医保支付,所以处方外流仍以公立医院存量处方为主,院边店/DTP药房作为医院纸质处方外流的主要终端,成为连锁药店、创新互联网医疗平台、药企等各方积极布局的重点;而作为医院电子处方外流主要模式的处方共享平台还处在区域性探索阶段,一些业务基础较好且区域覆盖率较高的连锁药店开始尝试与医院试点区域处方流转平台。

三、数字技术赋能健康产业,推动健康产业迭代升级

(一)智慧医院建设政策红利持续释放,由"智慧医疗"转向 "智慧服务、智慧管理"

国家卫健委要求建立医疗、服务、管理"三位一体"的智慧医院系统。第一阶段"智慧医疗"的核心是通过电子病历解决信息孤岛问题,电子病历评级带来三级及以上医院对临床决策支持系统(CDSS)产品的迫切需求。"智慧服务、智慧管理"是在实现电子病历医疗数据采集后下一个重点发展方向,借助人工智能(AI)、大数据、5G、物联网和可穿戴设备等智能技术,赋能医院临床、科研、医护、药耗、设备、患者服务等多维度数字化智能管理,并且能够快速标准化响应不同医院需求的公司,能够脱颖而出。如提供医疗智慧护理的整体解决方案的德品医疗、打造物联网智慧医疗平台的诺博医疗、实现医疗设备智慧管理的柯渡医学等。

(二)数字疗法赛道方兴未艾,关注临床有效性和商业化进程

在互联网医疗日趋成熟和新冠疫情暴发的背景下,全球数字疗法领域走上融资快车道,梨治疗(Pear Therapeutics)和阿基里(Akili)两大美国数字疗法独角兽先后通过借壳上市(SPAC)登陆纳斯达克市场。

2021年国内数字疗法领域的布局加快,特别是在精神类、神经系统、眼科、慢病康复、肿瘤等领域,其中在肿瘤和慢病康复领域的数字疗法产品更多是结合全病程数字化管理,提升患者的预后生存质量,降低复发率,做好及时的随访管理,提高治疗依从性,代表公司如海心智惠、云开亚美。

在缺乏药物和手术等传统治疗手段的领域,如认知障碍、阿尔兹海默症等,数字疗法能发挥更大效用,如专注数字化认知障碍治疗的六六脑,专注于儿童心理数字疗法的无疆脑智,专注于成瘾治疗和认知障碍的望

里科技等。

(三)医改倒逼药企在临床科研和市场销售管理方面的能力提升

随着国家医疗改革推进,创新药物的研发对临床前研究和临床试验管理提出更高要求。医药临床软件服务(SaaS)类公司通过数字化软件为药企研发管理提质增效,如果在此基础上能为药企实现临床研发所有参与方的协同作业闭环,将为药企提供更大价值。

其中代表性公司如太美医疗,其打造的连接医院、药企、服务商、监管机构、患者等多方行业参与者的协作平台,已与约 1000 家国内外医药企业及临床试验(CRO)企业和超过 360 家医院/临床研究机构开展业务和服务。太美医疗已于 2021 年 12 月向科创板递交招股书,并以第一套"预计市值不低于人民币 100 亿元"标准申报上市,市场拭目以待医药软件服务(SaaS)第一股的二级市场表现。

除了研发,医改对药企更为直接的影响在于集采对药企传统销售模式的颠覆,倒逼药企对销售模式优化改革。不仅能提供销售环节有效节流,更能为药企更精准营销开源的公司,将在竞争中脱颖而出。代表公司如诺信创联,结合人工智能算法为药企建立更加合规、高效、精准的数字化营销体系。

(四)全国统一的医保信息化网络建设带来医保数字化管理和
    智能化治理的机遇

2021 年底国家和各省级医保平台建设基本完成,医保进入全面数字化管理时代,医保数据的深度开发以及与商保数据共享方面将逐步落地。在老龄少子的时代背景下,医保基金募集和支付的可持续性是国家以及整个医疗行业关注的重点,故医保数字化管理和智能控费是核心。掌握国家和省级医保平台资源则可以自上而下将智能化医保服务赋能延伸至医保两定机构,其中代表性公司如为国家医保局和三分之二以上省医保局提供医保平台化建设的卫宁科技。

（五）从数字化核保理赔到智能化全栈式解决方案

2021 年《数据安全法》的出台和水滴公司在纳斯达克上市后表现不佳，对保险科技类公司的业务发展和资本路径都提出了新的考验。

圆心、思派、镁信等药品福利管理（PBM）类保险科技公司均在 2021 年完成大额融资，以创新支付推动药品福利管理。其中，圆心和思派已在港股披露招股书。而从业态发展方面，国内保险科技公司已从早期为保司做理赔单据数字化录入核保核赔的第三方管理公司（TPA），发展为保司提供从销售获客、产品设计、核赔、理赔、系统管理等全栈式服务。其中代表公司如南燕科技，公司除了实现全栈式服务外，还更向前一步，通过保险产品目录设计向医疗机构进行服务集采，实现健康管护组织（HMO）的控费闭环模式，把握保险产品所有核心利益环节，从保险公司第三方管理（TPA）模式下的低毛利转化为 MGA 模式下的高毛利。

四、"政策+市场"双轮驱动消费型医疗服务高速增长

（一）医疗美容成为新兴领域

近些年受益于国家鼓励社会办医的政策支持，以及中国人口消费能力以及健康意识不断增强等原因，消费者中出现年轻化趋势。根据弗若斯特沙利文公司（Frost & Sullivan）数据显示，中国消费性医疗服务总市场规模由 2015 年的 2191 亿元扩大至 2020 年 8838 亿元，年复合增长率为 22.6%。2021—2025 年，预计将以 22.9% 的年复合增长率加速增长，到 2025 年预计达到 23,930 亿元。

从历时 5 年不同专科医院增速来看，医美服务引领了整体专科医疗服务的增长，2015—2019 年中国医美市场年均增速高达 22.5%，远高于全球平均水平。我国卫健委发布《卫生健康统计年鉴 2020》显示，2010—2019 年，整形外科医院的诊疗数由 31.18 万人次增加至 101.54 万人次，

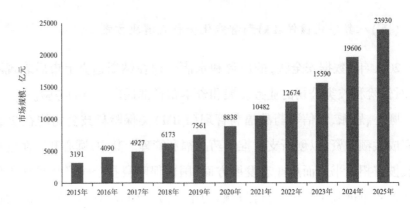

图3-26 中国消费医疗服务市场规模

资料来源:瑞尔齿科招股书

美容医院诊疗数由53.15万人次增加至837.71万人次。非手术类轻医美社会接受度不断提高、消费人群持续拓宽。

(二)眼科、口腔、精神心理均为近年成长速度较快的专科领域。

根据弗若斯特沙利文公司(Frost & Sullivan)数据显示,2019年我国眼科市场总体规模达1700亿元,其中眼科医疗市场1240亿,占比73%。其中,相较公立医院眼科,民营眼科医院的针对性强,且拥有更先进的医疗设备和良好的就医环境,越来越多的患者选择民营眼科医院就诊。2015—2019年,民营眼科市场从189.3亿元增长至401.6亿元,年复合增长率为20.7%。

2020年我国口腔医疗市场规模为1199亿元,其中民营口腔医疗市场为831亿元,占比近70%。口腔医疗机构由2015年的64,100家增至2020年的87,700家,预计2025年口腔医疗机构数量将达到144,500家。

相较眼科、齿科的蓬勃迅猛,精神心理市场发展较早但潜力巨大。"十四五"期间,卫健委提出加大精神卫生建设,尤其对儿童青少年心理健康及老年人的精神疾病防控方面,颁布印发了工作方案。早期的心理诊疗主要以公立医院的精神科室及专科医院为主,随着互联网医疗的发展,"心理健康+数字医疗"成为了行业发展的新方向。

（三）营养保健、医养结合等新兴产业发展前景乐观

伴随着社会的快速发展，居民的健康消费需求也随之发生了转变——从局限于对疾病防治转向了对自身健康水平与生命质量的关注；除关注身体、生理功能和行为习惯方面的健康之外，更注重情志、心理、思想、精神乃至道德和信仰多方面的健康；环境因素对人的健康影响日益受到重视，人们开始注重生态环境与生命健康和谐共生的有机联系。营养保健和生态养生已经成为人们追求健康的新趋势。

健康产业力求使人们活得更长，活得更好，其发展理念和方向更具前瞻性。不可否认的是，健康产业的发展将能实现人类健康的三大转变，即由生物疾病医学模式向生态健康医学模式转变；由疾病医疗产业向健康养生产业转变；由医学类"治已病"消费向保健类"治未病"消费转变，这些转变是对新时代人类社会需求转变和升级的最佳诠释。

五、政策与监管环境变化，健康产业发展更加规范化

（一）医保监管和支付改革持续推进，医疗机构进入精细化运营时代

2021年，在全国范围内，医保部门共检查医药机构70.8万家次，处理41.4万家次，追回资金超230亿元，曝光案件7万起。2021年12月国家医保局、公安部联合发布《关于加强查处骗取医保基金案件行刑衔接工作的通知》，提出要切实加强查处骗取医保基金案件行刑衔接工作，并明确查处骗取医保基金案件移送范围。随着国家和省医保信息系统部署上线，2022年进一步加大欺诈骗保打击力度，扩大智能监控系统应用场景和应用范围，医疗服务机构将更加重视医保基金的合法合规使用，加强事前、事中监管。否则，欺诈骗保或将面临亿元级巨额罚款。

同时，医保支付方式改革也在加快推进，2021年11月，国务院印发《DRG/DIP支付方式改革三年行动计划》，从2022到2024年，全面完成

DRG/DIP 付费方式改革任务,推动医保高质量发展。

无论是医保基金监管趋严,还是支付方式改革加快推进,都对医疗服务机构的运营管理提出了更高要求,医疗服务机构将从原来粗放式运营进入精细化运营时代。

(二)药耗集采常态化、制度化,医疗服务价格改革将试点

截至 2021 年底,国家组织药品集采已开展六批、共采购 234 种药品,涉及市场金额约占公立医疗机构化学药和生物药采购金额的 30%。到 2022 年底,预计实现国家和省级集采药品合计数在每个省份均达到 350 个以上,高值医用耗材品种数达到五个以上,集采日趋制度化、常态化。

另外,截至 2021 年底,国家组织药品和高值医用耗材集采已累计节约费用 2600 亿元以上,这为推动医疗服务价格改革提供了有利时机,根据《深化医疗服务价格改革试点方案》,医疗服务价格改革将有序推进试点,探索适应经济社会发展,更好发挥政府作用,医疗机构充分参与,体现技术劳务价值的医疗服务价格形成机制。结合多元支付改革,医疗服务机构在精细化运营、收入结构、产品服务等多方面将迎来变革。

(三)医美行业迎来最强监管,规范化、合规化将推动长期良性发展

据统计,中国有近 2000 万的医美消费群体,医美市场规模已经达到了千亿级,而根据中国消费者协会披露的数据显示,2020 年收到的医美行业投诉超过 7200 件,五年间投诉量增长 14 倍,随着医美行业需求高速增长的同时,违法违规乱象也层出不穷。

在整治医美乱象方面,国家已开始有所行动。2011 年起,原卫生计生委等部门就开始进行严厉打击非法医疗美容专项行动,几次行动均取得一定成效。此后,针对医美乱象的专项整治纳入国家监督抽查以及八部委联合监管,并提出强化行业自律。2021 年,行业迎来最强监管,6 月卫健委等八部委联合发布《打击非法医疗美容服务专项整治工作方案》,决定于 2021 年 6—12 月联合开展打击非法医疗美容服务专项整治工作。

　　近年监管整顿持续推进,八部委联合整治非法医美工作,可视为近年来监管趋严情况下的滚动加强整治活动,可能导致中小型机构需求下滑,但大型正规医美机构已逐渐对"合法、合规、持证"等形成了成熟的认知和准备,具备避免行业整顿可能带来的短期冲击的能力。而就行业本身而言,监管打击查处以非专业非正规的机构和个人,短期来看行业会进行规范化整治,但长期来看,合规化的机构依然能够占据有利的市场份额。

（四）新规出台,互联网保险准入门槛大幅提升

　　近年来,互联网保险发展较快,已成为保险销售的重要渠道之一。由于部分保险机构违规经营、不当创新,互联网渠道投诉激增、竞争无序,严重损害消费者权益,引发社会各界关注。

　　2020年底颁布的《互联网保险业务监管办法》,于2021年2月1日修订实施。2021年10月,银保监会正式发布《关于进一步规范保险机构互联网人身保险业务有关事项的通知》。着力规范互联网人身保险领域的风险和乱象,统一创新渠道经营和服务标准,旨在支持有实力、有能力、重合规、重服务的保险公司,应用互联网、大数据等科技手段,为社会公众提供优质便捷的保险服务。"新规"涉及的不仅是某个险种,某家保险公司,而是整个在互联网平台销售的所有保险,对互联网保险产品的名字、险种、销售互联网保险的公司、中介机构和保险公司的服务标准都做了细致化和规范化的要求。

　　随着粗放式经营的互联网流量红利逐渐消退,叠加近年接连出台的重磅整治加强的互联网保险监管政策,行业将迎来新的发展阶段。监管机构对险企的要求进一步提升,对业务规范性要求进一步提高,短期内会限制部分险企开展互联网保险业务,促使其提升财务、公司治理和综合风险管理水平;长期看,这将优化互联网人身险的经营环境,促进险企积极且稳健地创新产品。

(五)健康养老产业发展进入快车道

2021年6月,医管局在《实施进一步便利老年人就医举措的通知》中提出推动老年人居家医疗服务的要求。随后,《关于开展2021年智慧健康养老应用试点示范遴选工作的通知》中也明确强调了要发展家庭养老床位、社区日间照料、居家上门服务等综合场景的养老服务。可见,人口老龄化对各大医院的医疗资源压力越来越大,院外护理以及多场景养老必将是未来国家持续关注的重点方向。

中国一直倡导的"9073"的养老模式也强调了居家养老护理的重要性。多元化、多场景养老必将需要链接场景的纽带,智慧化的护理和养老模式将受到越来越多的关注。

(六)政策性利好推动中西医结合以及"互联网+中医"发展

国家在"十四五"规划中强调了建设发展中医特色医疗服务体系,将中医的发展提升到了重要政策规划层面。固生堂在2021年底成功登上港股也让一级市场的中医药项目资本退出路径更加清晰。在2021年6月发布的《关于进一步加强综合医院中医药工作推动中西医协同发展的意见》中,强调进一步鼓励提供互联网中医药诊疗服务,为互联网+中医的业务模式提供了政策支持。远程医疗、移动医疗、智慧医疗等新型医疗服务模式也会逐步与中医相结合,逐步建立跨医院的中医医疗数据共享交换标准体系。

从医保支付方式看,2021年12月31日,国家医疗保障局、国家中医药管理局联合印发《关于医保支持中医药传承创新发展的指导意见》指出通过加强中医药服务价格管理,明确中医药医保支付的政策和范围等措施,允许符合条件的中医药机构纳入医保定点;实施中医医疗服务项目价格动态调整,这些都从支付侧给予中医药支持。政策发布后,2022年1月4日新年首个交易日中医药板块迎来全面上涨。在政策的加持下,资本将持续关注中医药行业优秀的服务企业。

第四章　京津冀健康产业深度调研分析

第一节　京津冀健康产业发展环境

随着京津冀发展战略深入推进,产业发展环境持续优化,营商环境不断改善,市场主体活力充分释放①。区域政策与产业发展政策叠加,这些因素都为健康产业的加速发展提供了有利条件。

一、经济竞争力显著提高

2021年上半年,京津冀城市群各城市生产总值(GDP)均呈现恢复性增长态势,从GDP总量看,北京、天津、唐山位居前三,北京GDP为19228亿元,大幅领先于其他城市;天津GDP为7309.25亿元,超过天津2020年全年GDP的一半;唐山市GDP为3805.4亿元,居河北省各城市之首位;石家庄、沧州、邯郸、保定、廊坊、邢台GDP总量均在1000亿元以上,秦皇岛、张家口、衡水、承德GDP在700亿元以上。

从增速上看,京津冀城市群13个城市2021年上半年GDP同比增长

---

① 董微微、崔丽红、曹馨洁:《京津冀健康产业协同发展现状与对策研究》,《城市》2021年第12期。

速度排名依次为北京、保定、秦皇岛、天津、唐山、沧州、邯郸、衡水、张家口、廊坊、承德、石家庄、邢台。其中,北京的增速最快,呈现较强的增长动能,对京津冀城市群带动作用最为突出;保定、秦皇岛、天津、唐山的增长势头较好,石家庄受疫情影响经济仍处于恢复中,增速较慢。

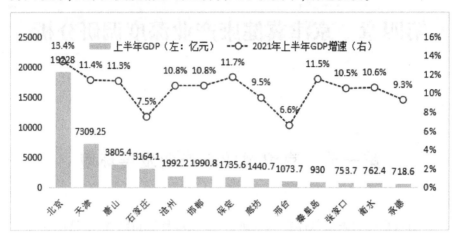

图 4-1　2021 年上半年京津冀各城市 GDP 及增速

资料来源:各城市统计局、政府网站等①

从各城市 GDP 在京津冀城市群占比看,从 2014 年到 2021 年上半年,京津冀城市群各城市 GDP 对京津冀城市群的占比发生较大变化,13 个城市的 GDP 占京津冀地区 GDP 的比重仅有北京 1 个城市的占比大幅度提高,其他 12 个城市 GDP 占京津冀的比重均有所下降。其中,北京 GDP 占比由 2014 年的 32.04%提升至 2021 年上半年的 43.04%,其贡献增长了 11 个百分点;天津 GDP 占比由 2014 年的 23.63%下降到 16.36%,这与天津市新旧动能转换叠加,近年来天津市处于深度调整期相关;河北省各城市累计占比由 2014 年 44.26%下降到 2021 年上半年的 41.12%,河北省各城市 GDP 占京津冀城市群的比重均有不同程度下降。

---

① 注:因河北省沧州、衡水、保定、张家口等城市 2021 年三季度数据缺失,因此采用 2021 年上半年数据。

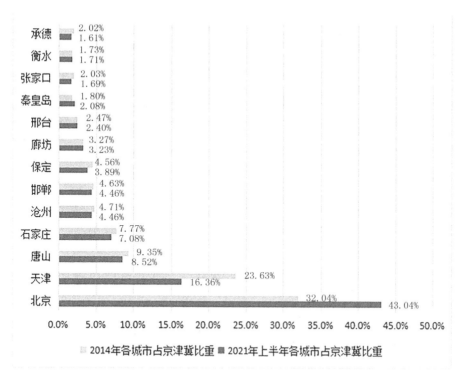

图 4-2　京津冀城市群各城市 GDP 占京津冀 GDP 比重

资料来源:中国统计年鉴(2015、2021)、河北省经济年鉴、各城市统计局官网、统计月报等①

二、产业结构向高、精、尖发展

2021 年第三季度,北京市高技术制造业、战略性新兴产业增加值同比分别增长 1.4 倍和 1.1 倍,两年平均分别增长约 72% 和 57%;天津规模以上工业中,高技术产业和战略性新兴产业增加值同比分别增长 16.7% 和 13.1%。同时,北京、天津两个超大城市拥有近 3600 万人口(七普数据显示,北京人口数为 2189.3 万人,天津人口数为 1386.6 万人),北京建设世界级创新中心、天津建设世界一流的智慧和绿色港口、河北雄安新区加

---

① 因河北省沧州、衡水、保定、张家口等城市 2021 年三季度数据缺失,因此采用 2021 年上半年数据。

速推进,区域产业结构转型升级的创新能级和发展规模不断跃升,区域内生动力源为建设世界级城市群都市连绵带提供了足够的基础和条件。

分区域看,北京第二产业投资同比增长 20.5%,其中,制造业投资同比增长 31.8%;天津第二产业投资同比增长 10.6%,其中,制造业投资同比增长 28.2%;河北省工业投资增速为−10%[①],河北省 11 个地级市中张家口、邯郸、唐山工业投资增速呈现增长,增速分别为 19.2%、9.7%和 7.6%,其他城市工业投资均为负增长。京津两市在高技术制造业投资增速领先于其他行业,北京高技术制造业投资同比增长 38.6%,天津市高技术制造业投资同比增长 42%,以战略性新兴产业、高技术产业为代表的高端产业在京津加速集聚发展。

2021 年上半年,北京、天津、河北省第三产业投资同比增长分别为 9.7%、6.1%和 5.1%。其中,北京金融业投资同比增长 6.6 倍;天津高技术服务业投资增长 26.3%;河北省在服务业投资占固定资产投资的比重为 58.9%,在生态保护和环境治理业投资、教育、卫生等民生领域投资分别为 13.1%、18.1%和 16.7%。

三、人均消费支出稳步提升

人均可支配收入持续增长释放居民医疗健康消费需求。按照世界银行标准,人均 GDP 跨过 1 万美元门槛,进入旅游、保健等休闲健康消费快速增长阶段。随着城乡居民可支配收入大幅度提高,医疗保健支出随之提高。2020 年,京津冀人均 GDP 分别为 164,889 元、101,614 元、48,564 元,京津两市均超过 1 万美元,河北省人均 GDP 低于全国平均水平(72,000 元)。

从 2020 年统计数据看,京津冀居民的人均可支配收入、人均消费支

---

① 数据来源:唐山市统计局网站:《2021 年 6 月唐山市统计月报》,http://new.tang-shan.gov.cn/zhengwu/zw_tongjijutjsj/20210802/1206947.html。

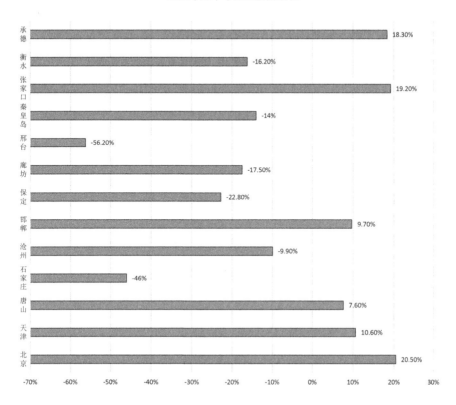

2021年上半年工业投资增长

图4-3　京津冀城市群各城市工业投资增速
资料来源:各城市统计局官网、唐山市统计月报等公开数据①

出以及人均医疗保健支出分别为 37,502. 27 元、23,451. 66 元和2170.71
元,均高于全国平均水平。但京津冀内部仍有较大差距。在居民可支配
收入方面,北京、天津居民人均可支配收入均高于全国平均水平,河北省
居民人均可支配收入仅为全国的 84.3%,北京居民人均可支配收入是天
津的 1.58 倍、河北的 2.56 倍。从京津冀三地居民人均消费支出看,北
京、天津、河北省居民人均消费支出分别为 38,903.3 元、28,461.4 元、
18,037 元,与居民人均可支配收入呈现相同特征,京津冀地区医疗保健

---

① 　北京、天津为第二产业投资增速,河北省各城市为工业投资增速。

支出占人均消费支出的比重为 9.26%,高于全国平均水平(8.69%),表明居民对医疗保健的重视程度不断提升。随着收入水平不断提升,人们对医疗健康、养生、保健等消费需求提高,多层次、高端需求日益增多。

表 4-1　2020 年京津冀居民收入、消费与医疗保健支出情况

单位:元

地区	人均可支配收入	人均消费支出	医疗保健支出
北京	69433.50	38903.30	3513.30
天津	43854.10	28461.40	2646.00
河北	27135.90	18037.00	1692.00
京津冀	37502.27	23451.66	2170.71
全国	32188.80	21209.90	1843.10

数据来源:《中国统计年鉴 2021》

四、政策环境持续优化

随着国家层面支持健康产业政策体系日益完善,京津冀三地在推动健康产业相关领域发展过程中,出台了一系列政策措施,推进健康产业创新发展,为健康产业发展创造良好政策环境。

北京市政府发布了《"十四五"时期健康北京建设规划》,明确推进健康产业创新发展,"十四五"时期内,北京将支持综合性、高水平的生命科学领域国家实验室建设,加强协同创新,按照国家战略科技任务安排,重点开展重大新发突发传染病防控、重大慢性病、脑科学和类脑智能、前沿关键技术和基础科学等研究,集中力量开展关键核心技术攻关,解决一批"卡脖子"问题。引入大数据、区块链、5G、人工智能等新技术、新方法,促进健康相关学科与其他学科的融合渗透。建立生物安全创新技术体系,在重大生物危险感知、传播风险评估、疫情预警预测等理论和技术方面取得新突破。

天津市政府出台了《健康天津行动实施方案》,为推进健康天津建

设,提高全民健康水平,强调深化供给侧结构性改革,着力发展健康产业。积极发展区域性健康产业项目,重点在医疗服务、健康养老、健康信息、健康旅游、高端医疗健康等领域培育一批骨干企业和机构。加强健康领域实用型人才建设。加快老年日间照料服务中心和老年大学建设,提高社区养老服务水平,着力解决农村养老问题。到2022年和2030年,逐步形成具有天津特点的健康产业体系。

河北省印发了《河北省"十四五"国民健康规划》,强调要做优做强健康产业,一是促进社会办医健康发展,引导社会力量在医疗资源薄弱区域和口腔、妇产、医疗美容、中医、康复、护理等领域举办非营利性医疗机构。二是大力发展健康管理服务。增加规范化的健康管理供给,重点增加慢性病、职业病高危人群的健康体检、健康风险评估、健康咨询和健康干预服务,完善政府购买服务和考核评价机制。三是加快健康制造业发展。推动医药和健康用品产业创新发展,提高技术创新能力,推动重点领域产品质量升级,支持建设面向高端医疗装备领域的产业技术基础公共服务平台。鼓励有条件的地方建设医疗装备应用推广中心,打造医疗装备产业集群。围绕健康促进、慢病管理、养老服务等需求,重点发展健康管理、智能康复辅助器具、科学健身、中医药养生保健等新型健康产品。四是推动健康产业融合发展。健全互融、互动、互促的"健康+"产业新体系,积极引入多元投资主体,大力推动卫生健康与旅游、养老、体育等产业融合发展。充分发挥中国河北自由贸易试验区政策优势,积极推动生物产业和细胞治疗的融合发展。打造一批高端健康产业集群,加快建设医药基地、康养胜地、健康旅游示范区、康养旅游聚集区和特色康养小镇。

五、"双循环"发展格局与新基建为健康产业赋能

"双循环"是以国内大循环为主体、国内国际双循环相互促进的新发展格局,符合国际大环境及我国经济建设实际。目前,世界经济发展下行趋势显露,国际需求动能减弱,我国经济增长主要驱动力逐渐转换,对外

贸易依存度下降而经济总量上升,消费已成为拉动经济增长的主要动力。京津冀地区工业配套体系完整,从供给端、消费端及产业增长带动效应来看,京津冀大健康产业应依托庞大的消费群体和高速发展的互联网平台加快实现协同发展,成为京津冀区域经济的重要支撑产业和新的经济增长引擎。

"新基建"为京津冀大健康产业发展提供新动能。2020 年,我国为应对经济发展新形势启动"新基建",各地积极开拓产业发展新资源和新空间,主动对接数字经济、智慧城市以及主导产业和支柱产业,大力促进产业模式和业态创新。"新基建"不仅包括以第五代移动通信技术、数据中心、工业互联网和物联网等新一代信息基础设施,还包括利用数字技术对传统基础设施的数字化和智能化改造。"新基建"促进互联网、大数据和人工智能等技术的深度应用,支撑传统基础设施转型升级,打造融合高效的智慧基础设施,为新兴产业发展赋能,推进新技术变革。加快推进"新基建"有助于京津冀地区形成产业新业态和新模式,加快产业布局、培育消费动能,推动京津冀大健康关联产业项目一体化建设,形成以"新基建"为支撑的大健康产业联盟。

第二节 京津冀健康产业总体情况

随着京津冀协同发展战略的深入实施,京津冀三地在健康产业协同合作日益深入,通过产业链式协同、合作共建产业园区、生物医药异地监管、医疗检验互认等多种方式推进京津冀健康产业深度协同,取得了明显成效。

一、健康产业协同不断深化

京津冀协同发展战略实施七年来,京津冀健康产业协同深入推进,开

146

展了多种形式的合作模式,医疗卫生协作日趋紧密,合作持续深化,为推进健康中国建设创造了有利条件。

第一,推动产业园区共建模式。北京·沧州渤海新区生物医药产业园是由北京医药企业集中转移承载地,采用京冀"共建+共享+共管"模式,为生物医药企业发展提供便利化环境,打破外迁壁垒,实行医药产业转移异地监管模式,对于集中转移至园区的京籍药企,仍由北京市食药监局依法实施许可和认证,使企业享有北京资源优势,保留"北京药"的品牌效应和市场。

第二,京津冀三地卫生健康部门累计签署二十余项合作框架协议,持续推进包括疾病防控、卫生应急、妇幼健康、老年健康、精神卫生等方面的协同合作,促进三地卫生健康事业可持续协同发展。三地医疗卫生政策协同也在持续推进。三地医疗机构临床检验结果互认医疗机构总数达到485家(北京262家、天津67家、河北156家);三地医疗机构医学影像检查资料共享结果机构达到239家(北京59家、天津50家、河北130家),有力提升三地医疗服务同质化水平。

第三,京津冀三地医保经办机构按照"急用先行"的原则,优先将异地养老和异地就医需求较大的医疗机构纳入直接结算范围。在公共卫生领域,建立了突发事件协调联动和血液应急调剂等机制,以家庭医生签约和组建跨区域医联体为抓手,围绕群众看病需求推进分级诊疗制度,形成发展共同体。

二、生物医药产业基础雄厚

京津冀地区拥有丰富的临床资源、教育资源和人力资源储备,在医药产业链方面具有较强的互补性,形成了以北京为核心、天津和北京互补协作的生物医药产业发展格局,与长三角、珠三角共同成为我国生物医药产业发展三大重点区域。

在国家政策引导、经济发展、生物制药技术等综合因素多重驱动下,生物医药产业作为我国战略性新兴产业重点产业之一,成为引领区域经济发展的重要产业。新冠疫情暴发后,生物药品成为抗击新冠疫情的重要武器,生物药品中的疫苗、检测诊断试剂迎来发展契机。北京、天津在新冠肺炎疫苗研发始终居于国际第一梯队,北京在分子靶向药物、免疫治疗药物等领域达到国际先进水平,贡献全国数量最多的源头创新品种;康希诺与军事科学院联合研发的新冠疫苗是全球为数不多的单针有效疫苗,可快速实现大规模接种,极大降低社会成本。

京津冀生物医药产业载体和平台建设步伐加快。围绕生物医药、医疗器械、生命科学等多个领域,形成了多点支撑的发展格局。其中,北京生物医药产业形成了"一南一北、各具特色"的生物医药产业空间布局,即以亦庄、大兴生物医药基地为代表的南部高端产业基地,中关村生命科学园为核心的北部研发创新中心,构建了生命科学与健康医学前沿技术、生物医药产业、临床研究三位一体的科技布局,以其高度集中的科研机构和科研人才优势成为京津冀地区重要的生物医药研发中心,聚集了一批国家级重点实验室和工程中心和国内领先高端科研院所,是国内生物生物技术与医药科技领域人才最为集中的区域。目前,北京已经培育形成了医药健康千亿级产业集群,"十四五"期间,将围绕生物制药、中医药现代化、高性能医疗器械、医药健康服务等领域,进一步做大医药健康高能级国际引领产业。

天津市已建成门类完整的生物医药产业体系,形成了生物医药产业创新链、价值链布局。在中药、化学药、生物制药、医疗器械等领域保持全国领先地位,形成了滨海新区"生物制造谷"和"细胞谷"、西青区中成药制造、武清区生物医药制造、北辰区医疗器械制造、静海区中日健康产业园等为支撑的发展格局,聚集一批高水平产业创新平台,建立多个生物医药特色产业园区、专业化众创空间和专业化孵化器,形成体系完整、设备先进、人才丰富、覆盖全面的产业创新体系,临床资源高度密集,拥有药物临床试验机构 68 家、全国唯一的血液学国家重点实验室,国内规模最大的肿瘤防治研究基地,亚洲规模最大的器官移植中心等。2020 年,天津市生物医药产业规模超 600 亿元,"十四五"时期,推动我市生物医药产业高质量、集群化发展,建设品牌卓著、链条完整,智造引领、绿色环保的生物医药现代化产业体系,建成以龙头企业为牵引、产业集群协同共生的生物医药产业生态体系,基本形成"双城多区五集群"错位发展的生物医药产业格局,到 2025 年,天津市生物医药产业总规模突破 1000 亿元。

　　河北省生物医药产业主要集中在石家庄、安国、沧州三个产业基地,在中药材生产、加工以及重要研发具有领先优势,形成了以抗生素、维生素、疫苗等为优势的传统产业,在免疫治疗、基因治疗、干细胞治疗为核心的生物治疗产业具有科研基础,拥有神威药业、石家庄四药、石药集团、华北制药、石家庄以岭药业等五家百强企业,主营业务收入占全省医药工业的 40% 以上。"十四五"时期,河北省着力打造以化学药品制剂、现代中药、生物技术药物、医疗器械制造为主的产业体系,打造石家庄国家生物医药、安国现代中药、沧州生物医药、邯郸生物提取物等产业基地。

表 4-2　京津冀生物医药产业园区概况

地区	园区名称	产业方向
北京市	大兴生物医药产业基地	生物医药
	北京经济技术开发区	新一代健康整理与服务
	北京天竺空港经济开发区	重大疾病药物
	北京林河经济开发区	生物医药
	亦庄永清高新技术产业开发区	生物医药

地区	园区名称	产业方向
天津市	天津滨海新区	医药健康
	西青区	中成药老字号特色产业
	武清经济技术开发区	化药、生物医药、医疗器械
	津南区	大健康、医疗器械
	天津北辰经济技术开发区	中药、医药医疗器械示范基地
	天津宝坻京津合作示范区	生物医药
	天津宁河京津合作示范区	健康医疗
	中日健康产业示范区	大健康
河北省	北京·沧州渤海新区	生物医药园
	雄安新区	现代生命科学和生物技术
	石家庄正定新区	医疗健康
	石家庄高新技术产业开发区	生物医药、现代中药、医疗器械
	石家庄经济技术开发区	生物产业
	廊坊经济技术开发区	生物医药
	燕郊国家高新技术产业开发区	医疗器械
	白洋淀科技城	生命科学、现代农业与健康服务
	定州经济开发区	生物医药
	承德兴隆生物产业基地	中药材种植、中药饮片、中成药
	安国现代中药与健康产业园区	现代中医
	固安肽谷生命科学园	生命科学
	北戴河生命健康产业创新示范区（国际健康城）	生命健康

资料来源：作者整理

三、优质医疗卫生资源丰富

京津冀地区深入医疗卫生制度改革，优质医疗卫生机构建设持续加速,民生保障和改善不断增强,医疗卫生硬件设施不断完善。2020 年京津冀三地共有医疗卫生机构 103,376 家,其中,北京、天津、河北省分别为 10,599 家、5838 家、86,939 家,分别较 2014 年增加了 961 家、848 家、8044 家,占全国医疗卫生机构的比例达到 10.11%,较 2014 年提高了 0.58 个百分点。京津冀地区共有医院 3319 家,占全国医院数比例为 9.38%。社会办医取得较大进展,民营医院数量不断提升,公立医院病床使用率高于民营医院病床使用率。2014 年到 2020 年,京津冀地区每千人口医疗卫生床位数均高于全国平均水平,病床使用率呈现下降趋势。2020 年,京津冀三地医院病床使用率分别为 60.90%、61.60% 和 70.80%,均低于全国平均水平,平均住院日高于全国平均水平,京津冀医疗保障设施相对充足。

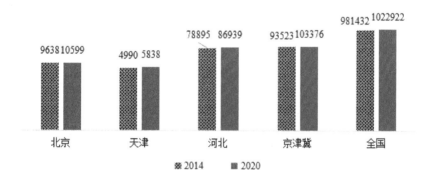

图 4-4　2014 年、2020 年京津冀医疗卫生机构数(家)

数据来源:《中国统计年鉴 2015》《中国统计年鉴 2021》

表 4-3　2014 年、2020 年医院病床使用率

地区	每千人口医疗卫生床位数(张)			医院病床使用率(%)			平均住院日(天)		
	2014	2019	2020	2014	2019	2020	2014	2019	2020
北京	5.10	5.93	5.80	83.20	82.60	60.90	11.0	9.0	9.9
天津	4.01	4.37	4.92	83.90	79.80	61.60	10.9	9.4	9.6
河北	4.37	5.66	5.92	86.70	81.30	70.80	9.0	9.0	9.3
全国	4.85	6.30	6.46	88.00	83.60	72.30	9.6	9.1	9.5

数据来源:《中国统计年鉴 2015》《中国统计年鉴 2020》《中国统计年鉴 2021》

　　卫生健康人才队伍不断壮大。京津冀地区均高度重视健康人才建设与培养,建立了京津冀三地间卫生计生人才交流与合作机制,于 2018 年签订了《京津冀卫生计生人才交流与合作框架协议》,推动人才资源与研究成果共享,推动三地医学专家形成交流合作机制,持续推动促进区域人才一体化发展。京津两地对河北省进行了支援帮扶,促进河北省人才队伍素质不断提升。北京市通过加强高层次人才引育,支持国际顶尖医学专家和基层人才的政策倾斜力度。2020 年京津冀地区共有卫生技术人员 909,736 人,占全国卫生技术人员的比例为 8.52%,京津冀地区每千人口卫生技术人员数为 8.22 人,北京、天津、河北省每千人口卫生技术人员分别为 12.61 人、8.22 人、6.96 人,与全国平均水平 7.56 人相比,河北省低于全国平均水平,但京津冀的平均水平仍高于全国。

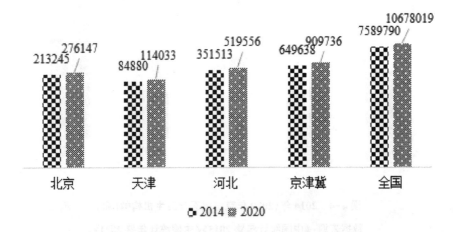

图 4-5　2014 年、2020 年京津冀卫生技术人员(人)

数据来源:《中国统计年鉴 2015》《中国统计年鉴 2021》

　　卫生总费用投入不断提高,人均卫生费用高于全国平均水平。2019 年,京津冀卫生总费用为 6080.38 亿元,占全国比重为 10.28%,人均卫生总费用为 6151.56 元,远高于全国平均水平(4236.98 元);京津冀卫生总费用占 GDP 比例为 7.19%,高于全国 1.22 个百分点,从内部看,2020 年北京、天津、河北卫生总费用占 GDP 比重分别为 7.07%、6.3%和 7.7%,均高于全国水平;从卫生总费用结构上看,社会卫生支出与个人卫生支出所占比重高于全国水平,政府卫生支出所占比重低于全国平均水平。

从 2012 年到 2019 年,京津冀三地卫生总费用呈现明显增长,从卫生总费用的结构上看,社会卫生支出已成为卫生费用来源的主要渠道,北京社会卫生支出占卫生总费用比重达到 61.18%,天津社会卫生支出较 2012 年有较大提高,所占比重达到 45.62%,均高于全国平均水平(43.66%),河北省社会卫生支出占比由 2012 年的 28.3%增加到 2019 年的 39.8%;人均卫生总费用上,京津三地人均卫生总费用均高于全国平均水平,河北省人均卫生总费用低于全国平均水平,2019 年京津两市人均卫生总费用分别是全国的 2.74 倍和 1.34 倍,河北省人均卫生总费用仅为全国的 84%。京津两市人均卫生总费用也存在较差距,2019 年天津人均卫生总费用水平还不及北京 2012 年的水平。

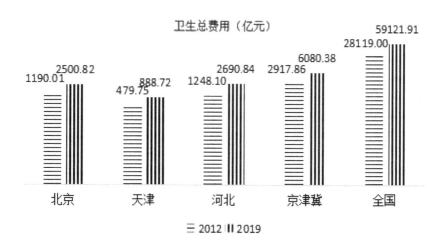

图 4-6　2012 年、2019 年京津冀卫生总费用

表 4-4　2012 年和 2019 年京津冀三地卫生总费用构成

地区	年份	政府卫生支出		社会卫生支出		个人现金卫生支出	
		绝对数(亿元)	占比(%)	绝对数(亿元)	占比(%)	绝对数(亿元)	占比(%)
北京	2012	320.40	26.90	600.96	50.50	268.65	22.60
	2019	579.99	23.19	1529.96	61.18	390.88	15.63

153

续表

地区	年份	政府卫生支出		社会卫生支出		个人现金卫生支出	
		绝对数（亿元）	占比（%）	绝对数（亿元）	占比（%）	绝对数（亿元）	占比（%）
天津	2012	120.90	25.20	184.37	38.40	174.47	36.40
	2019	216.33	24.34	405.45	45.62	266.95	30.04
河北	2012	368.32	29.50	353.03	28.30	353.03	42.20
	2019	706.08	26.24	1070.90	39.80	913.86	33.96
京津冀	2012	809.62	27.74	1138.36	39.01	796.15	37.28
	2019	1502.40	24.71	3006.31	49.44	1571.69	25.85
全国	2012	8431.98	30.00	10030.7	35.70	9656.32	34.30
	2019	16399.13	27.74	25810.78	43.66	16911.99	28.61

数据来源:《中国卫生统计年鉴2020》《中国卫生统计年鉴2014》

四、养老产业前景广阔

国际上,65岁以上人口占总人口的比重达到7%作为国家或地区进入老龄化社会的标准。2012年以来,京津冀65岁以上人口占常住人口比例持续提高。到2020年,京津冀三地65岁以上老年人口达到1334.1万人,占常住人口比重达到13.9%。其中,北京291.21万人,天津204.57万人,河北省1038.79万人,京津冀地区65岁以上老年人口数占全国比重为8.43%。随着老龄化程度加深以及养老需求的进一步多样化、个性化和品质化,提供有效的养老服务供给、满足健康养老产业智能化发展的结构转型要求将是"十四五"时期面临的重大课题。京津冀三地协同推进养老服务,签署了《京津冀民政事业协同发展三年行动计划(2021—2023)》,着力推进养老服务向环京周边地区延伸,出台落实北京养老项目向廊坊市北三县等地区延伸布局政策,开展京津冀养老服务协同发展试点,先后设立三河燕达国际健康城、张家口九鼎老年公寓、三河市五福托老院等养老服务试点机构,推动基本养老功能衍生成为养老产业协同,引导社会资本投入养老产业,构建环京津健康养老产业圈。

表4-5 京津冀65岁以上人口占常住人口比重

单位:%

地区	北京	天津	河北	京津冀	全国
2012	8.60	10.46	9.09	9.18	9.40
2013	8.58	11.46	9.17	9.36	9.68
2014	8.55	11.68	9.32	9.50	10.06
2015	10.65	10.29	10.17	10.28	10.47
2016	11.74	11.36	10.91	11.13	10.85
2017	12.50	11.29	11.80	11.86	11.39
2018	11.25	10.92	12.69	12.17	11.94
2019	11.45	12.08	13.14	12.67	12.57
2020	13.30	14.75	13.92	13.90	13.52

数据来源:《中国统计年鉴2013—2021》

五、产业创新发展能力提升

京津冀三地高度重视健康产业科学技术创新,持续优化创新环境,自主开展科研创新活动,释放产业发展动能。京津冀三地在明确的产业分工基础上,不断强化重点产业之间的协同创新,三地跨区域产业活动和创新活跃度明显提升,尤其是北京的产业创新外溢效应更为突出,成为三地产业协同创新的主要策源地。截至2020年,北京已向津冀输出技术合同累计超过2万项,成交额1410亿元,2020年北京向津冀输出的技术合同交易额占向全国输出总额的比重不断上升,达到了22.3%,比2018年增加了近13个百分点,初步形成了"北京疏解、津冀承接,北京研发、津冀转化"的产业协同创新格局,立足京津冀区域、辐射服务全国的产业协同创新集聚区已经初具雏形。京津冀协同发展已经进入关键阶段,随着区域协同发展的不断深化,三地将面临着更多的跨区域政策协调以及利益分享等深层次的协同需求。

为激发医药健康产业的创新活力和发展动力,京津冀三地加强关键平台建设,推动健康产业科研成果、产业发展、人才集聚等快速发展。推动新型研发机构及基础研究平台建设。北京积极探索科研体制机制创新,在医药健康领域推动一批新型研发机构及基础研究平台建设,帮助新药研发企业完成制剂的开发;帮助药品获得临床批准的企业在小规模情况下,在中试平台符合法规的条件下,满足一期、二期临床对物料的节省和创新需要。支持全球健康药物研发中心建设,成立国内科技领域首个采用政府和社会资本合作模式的民办非企业单位,参照国际顶尖药物研发机构的运营管理模式推进管理制度建设,主要针对结核病、疟疾、寄生虫感染、腹泻等发展中国家常见疾病开展研究工作。

高精尖支撑作用日益凸显。建设具有全球影响力的全国科技创新中心,是国家赋予北京的一项重大战略任务。北京市自 2016 年开始,将加强生命科学前沿原始创新研究、重大疾病科技防控、医药健康产业创新升级工作列为全国科技创新中心建设的重点任务。2017 年 12 月,为贯彻落实习近平总书记的指示精神,北京市发布加快科技创新发展高精尖产业系列政策,将医药健康产业列为今后重点发展的十大高精尖产业之一。2021 年 7 月,北京市加快医药健康协同创新行动计划(2021—2023 年)强调要提升医药健康产业原始创新策源能力,持续推进生物医药新型研发机构建设,推动生物技术创新突破,在核酸和蛋白质检测、基因编辑、新型细胞治疗、干细胞与再生医学等基础核心技术领域,产生重要的技术突破和具有国际引领性的原创发现,推动疑难、罕见疾病的精准诊断和突破性治疗。建立生物安全创新技术体系。

第三节　京津冀健康产业发展的主要问题

一、健康产业发展不平衡，供需结构不匹配

由于健康产业在我国整体上处于起步阶段，尚未形成一个以人的"个性化健康需求"为目标的健康服务体系。京津冀地区健康产业供给中，仍以公立医疗机构为主，且依托体制、人才、技术、资金等优势，公立医疗机构除提供基本健康服务之外还提供高端健康服务，导致民营医疗机构的健康服务特别是高端业务规模拓展艰难。现有健康产品和服务供给的同质化现象还比较严重，难以满足不同收入群体、不同地域、不同年龄段消费者的差异性和多元化的消费需求。如，养老产业的产品结构较为单一，产业链条设计与老人需求相脱节，中高端健康服务市场份额较小，老年医疗器械、老年护理产业、体育行业、旅游业等多种老年健康产业亟待发展。

健康产业发展不平衡，主要表现在两个方面：第一，城镇和乡村之间不平衡，大中城市由于具有人才、信息、资金、交通等优势，汇聚了大量的健康服务业资源，医疗和健康服务技术先进、设施设备完善；第二，区域之间不平衡，从京津冀区域看，北京、天津医疗服务供给相对于河北省更为充分。

在健康消费水平和消费模式上，京、津、冀三地存在较大差异，这与地区经济发展现状、人口数量及消费水平等多重因素有关。京津地区医疗服务消费占比相对较高，河北省在社会经济水平、医疗机构管理及执业医师数量等方面仍有较大优化空间。京津冀地区居民的健康消费理念已建立，对健康产品和服务的消费呈多层次、多元性和定制化趋势，有待进一步将健康消费理念融入日常消费，拓展大健康产业发展空间和消费群体

规模,促进消费模式从治疗向预防、康养和保健等复合模式转变。

京津冀健康产业发展过程中,也面临着供需结构性矛盾显现,现有健康产品和服务供给存在一定程度的同质化,企业供给侧调整滞后于群众需求结构升级,难以满足不同收入群体、不同地域、不同年龄段消费者的差异性和多元化的消费需求。

二、健康产业体系还不完整,产业联动效应尚未显现

京津冀地区在生物医药、医疗资源两方面的水平处于全国前列,尤其是生物医药领域,产品和技术均具有国际竞争力。健康产业涉及医药业、医疗服务、康复与维护产业、健康促进与咨询、健康保险等多个领域,是一个综合性和关联性较强的复合产业。目前,京津冀地区健康产业尚未形成较为完善的产业体系,现有产业内部各个行业之间联系松散,健康服务与医疗机构、旅游业、保险业、教育业、通信业等相关产业缺乏互动合作与资源共享,对产业的深度挖掘意识不强,资源整合效率较低,应有的产业关联与产业波及效应没有很好地释放。此外,健康产业发展中也存在着重医疗器械、医药生产制造而轻医疗保健服务的现象,健康管理服务业发展还处于起步阶段,仍需加大发展力度,针对居民日益增长的多元化健康消费需求提供更为丰富的健康产品和服务。

三、健康产业互联互通能力仍需加强

在产业互联互通方面,存在需求与要素流动机制不完善的矛盾。与我国其他城市群相比,京津冀地区在要素市场、城市配套及制度衔接等方面的融合发展水平较低,高端健康产业链发展受限于技术创新动力不足、资源不对等和基础研究实力不均衡等因素,三地健康服务业高水平合作存在一定困难。京津冀在健康产业的深度分工协作体系仍需完善,围绕产业链条的分工协作尚未建立,缺乏深度互动合作与资源共享,健康产业

体系建设水平与京津冀协同发展战略的目标、"双循环"新发展格局的需求不匹配。

健康产业软环境和硬环境建设方面,存在产业结构趋同、产业布局近似、重大基础设施重复、环境污染及市场过度竞争等短板,难以形成完备的上下游产业链以及具有交互关联性的大型产业集群。科技创新成果转化的软环境建设不足,产业集群中的共性技术创新优势难以发挥,集群整体科技创新能力受限。在健康产业数字化方面,医疗健康大数据利用效率有待进一步提升,健康信息数字化共享、健康医疗资源配置及健康医疗部门监管等方面的能力仍需加强。

四、健康产业从业人才队伍建设还需加强

健康产业对从业人员有较高的要求,不仅需要懂得医学理论和知识,而且需要中外相关文化,有时甚至需要懂得旅游等相关本领。比如在对国外健康旅行人员开展医疗健康休闲旅游服务时,需要综合中医养生及其他相关专业技能。但由于健康产业处于发展初期,市场欠缺规范,市场上推出的不少项目有名无实,从业人员队伍建设仍需加强。健康教育尤其是健康管理服务、健康护理等相关健康服务业的投入有待提高,特别是要加强在健康服务管理的学科和人才体系建设,有助于为健康产业发展提供人才支撑。

第五章　健康产业的地区发展模式分析

第一节　健康产业发展模式概述

20 世纪初,日本通过一系列健康制度促进健康活动的开展,实施"专门健康体检制度"和"特定健康指导制度"相结合的策略。美国于 2008 年颁布了《健身运动指南》,随后开始实施健康美国运动,积极推动健康活动的开展[①]。东南亚的疗养产业成绩突出,以泰国为例,一直将泰式保健按摩作为特色服务推荐给外国游客。

一、资本导入型——迪拜健康城

(一)基本概况

迪拜健康城(DHCC)位于迪拜河左岸的城市中心区域,交通便利,距离商业中步行仅需要五分钟,距离飞机场也仅有 4 公里左右。迪拜医疗城以雄厚的资金为依托,引进哈佛医学院的高端医疗资源,配备生命科

① 黄建始:《美国的健康管理:源自无法遏制的医疗费用增长》,《中华医学杂志》2006 年第 15 期。

学研究中心、健康疗养院、矿泉疗养浴场、运动医院部、五星级酒店等配套设施,旨在打造世界上第一个最全面的医疗保健自由区,以生活在欧洲和东亚之间的20亿人口为目标人群,旨在为高端人群提供高质量医疗保健,建设成集卓越的临床和健康服务,医疗教育、研究中心为一体的高端健康城市。

(二)特色特点

将可替代性医疗从医疗区中分离,带动周边商业。可替代性医疗,又称为医疗健康监督计划,还包括基于疾病专家会诊后的物理治疗,严格控制饮食和运动等。由于医疗保健服务需求逐年增加,迪拜医疗城医疗机构开展拓展服务,针灸、松骨等保健随之而来。迪拜医学城区把这些服务从医疗卫生区域中迁移出来,对周边商业娱乐等产业具有有效的带动作用。迪拜医疗城充分依托自由贸易区的定位,对于医疗城内医疗机构实施100%免税,对于100%外国所有权,无公司税,无所得税,无关税,无限制的资本、贸易堡垒和配额等,提升商务区的招商优势。

提高医疗效率,以医疗中心为依托带动商业发展。迪拜医疗城实行对外开放,依托美容整容中心和国外高端医疗一道提供美容与整容服务,包括术前检查、术后整合等项目,提高了医疗的运行效率;通过开设疾病预防及疗养中心,将创新技术引入到疾病预防方面,利用优质的世界级护理引导高收入人群到此消费。成立运动康复中心为运动员提供运动分析和运动评估等服务,服务人员来自世界运动医学领域顶级的专家,吸引全球各国明星运动员来进行消费,产生的明星效应会带动周边的市场繁荣。

引入高端医疗教育资源。迪拜健康城引进哈佛医学院入驻,规划图书馆包括一个专业图书馆和家庭医疗教育中心,为专业人员、家庭护工及普通爱好者提供广泛资源,其特有的数据公开及下载系统便于患者查询相关资源。迪拜健康城中的医学模拟中心培训设施先进,在中东地区属于首家,该中心运用了最先进的教育方法,训练环境真实、无风险,能够提高消费者的认知、心理和沟通技巧。

二、自然资源开发型——德国巴登-巴登

(一)基本情况

巴登-巴登位于德国南部巴登-符腾堡州的西侧,以其独特的气候和温泉而闻名,因其康复医疗技术而著称,是闻名世界的温泉疗养胜地、旅游胜地和国际会议城市,享有"全球温泉疗养摇篮"的美誉。目前,巴登-巴登共有八家私人康复诊所或医院进驻,这些诊所和医院在泉浴基础上应用现代医学技术对慢性病、运动创伤群体实施全程康复管理,主要针对各类非传染性慢性病、运动创伤群体进行各种物理疗法促进康复。

(二)特色特点

打造关键设施,塑造区域磁场。巴登-巴登利用其独特的温泉资源,建设水疗中心,打造包括水疗中心和专业私人康复诊所或医院等在内的康复养生设施,并与医疗设备公司保持合作,引入先进的医疗设备。

突出现代医学疗法,结合传统水疗,提高康复效果和附加值。巴登-巴登依托其自然资源优势,结合传统水疗,进行多样的健康平衡疗法,并提供专业的康复物理医学治疗包括心脏、血管和循环系统疾病、行为和运动器官疾病、风湿病、妇科病、神经系统疾病(如中风)、身心疲惫、一般的虚弱状况的休养康复以及病后康复等,大大提高了康复的效果和附加值。

综合融合了医院、度假和酒店的功能,在休闲中享受健康和康复,巴登-巴登紧密围绕着餐饮、住宿、运动进行资源配置,深化了健康这一主题,将餐饮、住宿、运动围绕康复主题进行配置,将医院功能酒店化、医院功能度假化,在度假中平衡健康,享受轻松的康复生活。

三、科研资源带动型——美国尔湾产业新城

(一)基本情况

尔湾新城占地88平方千米,位于加利福尼亚州以南五十千米处,州际5号高速公路打通了尔湾与洛杉矶之间的快速道,区位优势明显。三十年来,尔湾新城以科研资源为核心,集群发展,成为美国最适合健康居住、工作和投资的生态新城。

(二)特色特点

突出高等教育、健康医疗优势。尔湾新城建有综合型的研究类大学加利福尼亚大学尔湾分校,生命科学为其最好的学科在全美排名第十五。并设有大学医学院和生物研究中心。在化学和物理两个领域里面,一共获得了三个诺贝尔奖。

依托研发优势,打造产业集聚核心区。尔湾新城中的大学研发中心,毗邻大学医学院和生物研究中心,是企业与大学研究机构合作的重要基地,诞生众多前沿技术。同时,尔湾新城中规划有世界上最大的集研发、科技、商业中心于一体的产业核心区。依托这些研发资源,尔湾新城集聚了汽车设计、生物技术、宽带、计算机软硬件以及医疗产业等高端产业。

生态多样的居住,完备的公共服务。尔湾推行生态节能原则,土地自然资源匹配原则和居住区集约化发展原则,建设布局合理的公共交通体系,打造多样化的居住环境。尔湾新城中涵盖了超过100个公园和公共游泳池和178.2平方千米的自然栖息保护地。

第二节 国内外健康产业发展模式借鉴

一、美国健康产业的发展模式

作为世界最发达的国家,美国拥有先进的健康产业,形成了多种多样的发展模式。

1.全产业集群模式

集群式组织模式的典型代表是印第安纳州。健康产业服务包括制药业、医疗器械设备、健康服务、保险服务以及医学技术研发等,根据这些服务项目印第安纳州合理打造完整的产业链,并制定和完善相应的产业制度,根据政府制度和相关政策,配套一系列相关措施使得健康产业朝着集群方向发展。

2.以医疗保健产业为中心的发展模式

以医疗保健产业为中心的发展模式典型代表是纳什维尔。当前纳什维尔聚集了全世界近300个医疗保健企业总部,同时还包括开展临床研究、健康信息技术和生物工艺研发的各种学术机构总部,纳什维尔市设立了由各行业主要负责人组成的健康保健委员会,搭建了涵盖疾病诊治、药物服务、学术交流的共建共享平台。

3.以健康风险管理为基础的发展模式

作为世界上知名的健康、医学教育和医疗研究中心,波士顿医疗服务业已经成为该地区的主导产业之一。医疗机构和医学院校是波士顿医疗服务业的中心,围绕着这两大中心,形成了高度集聚的医疗服务业。长木地区就有包括哈佛公共卫生学院、麻省药学院等在内的24家医疗机构和医学院校,表明该地区的医疗水平相当发达,形成了著名的长木医疗区(Longwood Medical Area,LMA)。他们共同组成了医学学术与科学界组织(MASCO),以协调和提供电讯、停车等服务。整个区域内有4万名医疗服务人员,1.8万名学生,年就诊人数超过100万,年税收额超50亿美元。

在官产学研的共同作用下,波士顿成功地形成了医疗集聚。归纳起来波士顿地区健康医疗产业能够得到快速健康发展的主要因素就是政府、企业、学校、科研之间的良性互动,具体表现在以下几个方面:第一,一流的科研机构能够不断产出创新的科研成果,培养一批又一批高端的专业人才。第二,政府提高并明确了健康医疗产业的战略地位,从金融、政策以及中介服务等多个方面为产业的快速发展提供支持和保障。第三,企业不断将科研机构所研究出的最新成果进行产业化推广,加速了科研成果的更新速度。官产学研之间互相支撑、互相合作,使得该区域医疗服务产业形成一个良性循环。

政府主要从三个方面采取措施支持和鼓励医疗健康产业发展:第一,提供科研经费并进行政府采购。例如,波士顿是全美获得国家卫生研究所(NIH,National Institutes of Health)资助最多的城市。第二,为市场主体提供优惠政策支持。主要涉及税收、融资。如为帮助企业削减成本,政府设立"经济开发鼓励项目",对州和地方税收予以减免。第三,提供良好的公共服务。通过构建公共信息交流与服务平台促进产业内部和产业之间的信息沟通,降低生产成本,主要形式包括官方网站,发表通讯及网络期刊等。

美国是健康风险管理业发源地,具备完善的健康产业链,通过以健康风险管理为枢纽,美国健康产业链逐渐发展成为增长势头最为猛进的行业之一,所容纳的就业人口也在不断增加。美国人口调查局统计数据表明,在2012年之前十年中,美国健康产业的从业人员增加人数比例达到了76.58%,其中增长最快的分别是"家庭及社区保健服务"和"个人和家庭帮助服务",人员增加的比例分别是275%和212%。在2008年全球金融风暴的影响下,许多行业发生了大萧条,然而美国健康产业发展状况整体良好,验证了美国健康产业链具有较高的成长性和抗经济周期特性。相关产业在健康产业链产业的辐射、带动和影响下,也取得了较好的发展,使得整个经济社会保持较好的增长态势。高度发达的健康产业链可以辐射影响更多的附属产业,带动整个社会经济发展。

到2011年"家庭及社区保健服务"已经发展成为美国健康产业中的最大门类,在整个产业中的占比已经超过50%,表明在美国的多种举措下,健康产业的主流已经是重视家庭和社区关怀、预防保健等,这种"战略前移、重心下移"的发展方式也是我国"新医改"降低慢性病风险的发展方向,美国的家庭及社区保健服务的主要业务是开展健康风险管理工作,包括的健康促进、慢病管理等多个方面,仅利用一小部分精力开展全科诊疗服务,风险管理工作得到了信息系统和专业培训的大力支持,已经紧密融合到临床医疗体系中。同时需要值得一提的是,这里面由第三方专业健康风险管理公司开展的人群服务,包括采集健康档案的数据和电话咨询等业务,已经占到健康产业总产值的11%。第三方公司和保险公司的相关专业部门共同组成健康风险管理行业,第三方健康风险管理在完成电话、互联网等集中型服务之外,还需要开展信息系统、技术工具、专业培训,不过这些服务是和家庭及社区保健服务机构共同完成的,这种操作模式使得健康风险管理服务与社区一线紧密接触。美国健康产业中除"家庭及社区保健""公共服务"之外排名的先后顺序分别为医院医疗服务、医疗商品、长期护理服务,在健康产业中的占比分别为19%、14%和6%。需要值得借鉴的是长期护理服务,该行业一直以来保持着快速发展的势头,在没有单独的"体检行业"的情况下,"临床检验行业"完成该部分功能,这部分服务由医院、诊所、社区保健中心外包给第三方公司而完成。

从美国商务部统计数据上看,近十几年来,美国健康产业已经成为全国发展最快的产业,尤其是在2008年金融危机后,其他产业不景气的时候,健康产业成为一枝独秀,十年的增长率高达 22.7%,健康产业在国民经济中的比重也在逐年增加,可以说健康产业已经逐渐成为美国的支柱产业。

在美国商业健康保险及健康风险管理的共同作用下,美国健康产业的医疗费用过快增长的势头得到了遏制。20 世纪 90 年代,美国健康保险的经营模式转变为管理式医疗,改变传统的费用报销型的局面,一方面扩充了健康保险服务内容,将健康管理和健康维护考虑在内,另一方面将"医""保"之间的合作进一步增强,鼓励并吸纳医生和医院参与,使得医疗资源的使用更加合理化,通过对医疗资源进行强化管控,使得医疗费用没有过快增长。健康风险管理行业兴起以后,在科学、专业的人群健康风险管控作用下,在第三方医疗费用的合理监管下,使得健康保险的风险得到了降低,健康产业链进入了良性发展的轨道,促进了保险模式的经营转变。

完善的健康产业链有力促进了经济的增长,通过广泛的产业覆盖面,辐射带动更多的相关产业,促进整个国民经济发展。美国在推进健康产业发展,促进国民健康素养提升采取了多种举措:第一,制定相关的政策、法律保护健康产业发展。首先,在《健康维护法案》保护下,先后制定了《联邦食品、药品和化妆品法案》《反垄断法》《专利保护法》为维护整个市场秩序提供基础保障[①]。其次,针对重点领域开展中长期发展规划研究,其中具有代表性的规划是《21 世纪发展规划》和《生命科学产业发展规划》,这两个规划中明确指明了生物制造技术和生命科学产业发展方向和具体发展措施。最后,给予社会投资者以税收、融资等优惠政策,支持和鼓励他们踊跃参与健康产业的投资,对于开展相关产业科技创新的额直接给予经费支持[②]。第二,连续实施健康战略,具有持续性的健康促

---

① 宫洁丽、王志红、翟俊霞、席彪:《国内外健康产业发展现状及趋势》,《河北医药》2011 年第 14 期。

② 王禅、杨肖光、白冰、王倩:《美国健康产业发展及对我国的启示》,《中国卫生经济》2014 年第 12 期。

进政策。美国是最早实施健康战略的国家,每十年发布一次《健康公民》
战略报告。"健康公民"战略关注的重点也在不断地发生改变,从最初的
单纯的以提高国民生活质量为主,到后来同时考虑建设健康环境和提升
健康行为,注重健康要坚持"预防优先",战略的具体内容在一直更新并
且完善,发展成了可持续性健康促进策略,健康理念传播时加强了体力活
动的内容,鼓励社会上广泛人员参与。① 第三,传播健康信息和知识,使
得公众健康素养得到提升。美国最早于 20 世纪 70 年就开始开展健康活
动项目传播,由于人们的各种疾病和健康危机严重地影响了正常的工作
和生活,健康传播的工作重点也发展了改变,基于对疾病和危机的反思,
不断提出具体的措施和建议,受到了政府和广大民众的欢迎和支持。大
众媒介作为传播健康信息的重要载体,能够起到预防疾病、促进健康的作
用。罗杰斯(1994)指出使医学的研究成果成为大众健康知识的过程称
之为健康传播,在经历过态度和行为后,使得疾病的患病率和死亡率达到
逐渐降低的过程,经过一段时间的发展,某地区或国家的生活质量和健康
水准不断提高。健康促进和健康服务是美国健康传播两个手段,以病人
为中心,通过医生以不断提升病人满意度为手段,普及公众对公共健康运
动知识理解,人们在平时不断提升自身的健康安全行为,在这种情况基础
上,以改善社会整体健康状况为目的,通过制定相应的健康传播策略,实
现普及健康知识、传播健康理念的目的,理念外化为行动,最终达到提高
整体人们的健康素养的目的②。第四,通过健康产业链的不断改进和完
善,实现人民健康和社会和谐。美国健康产业包括医疗保健服务、药品和
医疗设备、生物技术等多个产业和领域,是世界上具有最完善产业链的国
家之一。尤其是金融危机后健康产业带动了制造业、服务业和信息技术
业的快速发展,整体产业链就业情况良好,带动就业人数不断增加,形成

① 徐士韦:《美国健康公民战略的源起、发展及启示》,中国体育科学学会(China
Sport Science Society),2011。《第九届全国体育科学大会论文摘要汇编(1)》,中国体育科
学学会(China Sport Science Society):中国体育科学学会,2011。
② 钟晓书、魏超:《美国健康传播研究回顾》,《中国健康教育》2010 年第 1 期。

了社区保健、个人和家庭帮助服务人员多个方面的就业需求,有力地保障了人民的身体健康[①],为社会和谐打下了坚实的基础。

二、瑞士健康服务产业模式

(一)具有多个医疗服务层次

瑞士公共卫生体系的重要特点是所有制结构复杂,存在不同层次的医疗组织,作为医疗服务和医药产品市场规则和价格的制定者,瑞士政府参与了设立医院、制定药品以及服务价格、开展医院经济补偿等多个环节。在这些环节运行过程中,政府的自身定位不是一个自我运行的政府管理部门,而是搭建一个开放共享的平台,在平台上医药产业的利益集团努力实现自身利益的最大化。在多次和反复地角逐后,多方利益集团最终寻找到利益平衡点,此时政府对这个利益平衡点进行认可的同时采用法律法规的方式进行固化。以瑞士处方药品价格的制定过程为例,这个过程中政府的作用就是这样一种角色,联邦药品管理委员会负责制定瑞士药品的上市和药品价格,在这个管理委员会中仅仅有一名联邦政府官员,这名官员起的是牵头作用,委员会中的其他成员包括药学专家、保险公司代表等。医院和私人诊所是瑞士的主要医疗机构,政府和公立医院管理和办公关系是相互分离的,医院联合会负责对医院进行经费划拨,医院申请经费在通过医院联合会评估权衡后,政府负责对经费进行审批。政府负责制定医院和医生的医疗服务价格。瑞士的行业协会组织相当发达,也负责直接组织和参与医药卫生体制制定工作,在医疗相关行业都存在行业协会,完善的行业协会组织负责对行业内成员的利益进行维护,同时对行业内的竞争秩序进行规范。比如医生的医疗服务受到医师协会的管理,定期对医生开展相关技术培训;在进行医疗服务费用制定过程中,

---

① 汤子欧:《美国健康产业的发展及启示》,《中国保险报》2012 年 10 月 18 日。

病人保险金管理协会是保险机构的代表,与医院协会一起共同制定医疗服务的价格;患者的权益在发生医疗纠纷时受到患者权益保护委员会的保护;医院联合会负责与政府进行谈判,政府获得更多政府经费划拨额度。

(二)养老服务丰富多样

瑞士的健康养老服务由政府、企业、社会共同参与,多方投入的格局是瑞士健康养老业的特点,养老机构是瑞士老年人重要的选择之一,类型主要有养老院、护理院和临终关怀机构等多种,老年人的身体健康状态和社交能力不同,导致生活自理能力有很大差别,由此将老年人划分为自理型、半自理型和完全不能自理型三类,分别入住与之相对的养老机构。养老机构有政府主办的,也有企业、社会组织、个人出资共同兴办的,既包括营利性机构也包括非营利性机构。无子女老人的养老一般入住在由政府主办的示范性养老机构,起到了兜底的作用,以卢塞恩这一地区为例,全区只有40万人,然而却有超过110家的由政府主办的中小型养老机构。

瑞士严格控制健康养老护理职业的准入,要求所有养老护理人员和护工必须持证上岗,在日常工作中,需要不断对养老护理人员和护工进行专业化培训,培训的考核成绩划分为五个档次,明确划分了每个档次的工作能力。瑞士健康养老管理行业发达,拥有高档的护理设备。花园式、酒店式的设计在养老机构非常常见,创造了一流的居住环境和康复条件。欧洲先进的基金质量管理模式广泛应用于养老护理产业,在提供护理设施和护理方式时充分考虑了老年人个人的差异化需求,在评估、实施的不断反复过程中逐渐提高服务质量,护理服务中引进了许多先进的设施,比如为非自理老年人提供的自动转移系统,为特殊人群提供的洗澡设备和便器等。

(三)具有完善的保险体系

养老服务的发展离不开资金的支持,为了保证充足的资金,瑞士非常重视养老保险制度建设,促进社会养老与社会养老保险之间的接轨。瑞士人具有较强的保险意识和较高的人均收入,为瑞士保险业的发展提供坚实的基础,从总保费占 GDP 中的比重以及人均保额来看,瑞士保险业在社会中的密集程度位居全球前列。

瑞士的医疗保险制度起源较早,包括了疾病、生育和事故发生时的医疗和生活费用等方方面面,个人缴费和政府补贴相结合构成了医疗保险的资金来源,按照协商自愿的原则,雇主承担全部或者部分医疗保险费用,基本医疗保险和附加医疗保险属于两种不同类型的医疗保险,也有不同的分工。其中基本医疗保险属于强制险种,用于支付大部分的病人检查、诊治、护理、药品费用,附加医疗保险用于享受一些特殊照顾,如单人病房、自费药物等等。

基本养老金、养老保险以及个人投资养老保险是瑞士社会养老保险的三大支柱,其中基本养老金是由国家支付给老年人、遗属和伤残人的。男性 65 岁、女性 62 岁可以领取养老金,普通的生活水平由职业养老保险来保证,确保退休后基本养老金、养老保险总和能够达到退休前的 60%,在瑞士这一金额大约可以达到每月 2000 到 6000 瑞士法郎。瑞士目前实施的企业养老、遗属、伤残保险法中明确规定,年收入在 25,320 瑞士法郎以上的雇员需要强制缴纳职业养老保险,缴纳数额为工资的一定比例,其中雇主与雇员各支付一半。个人投资养老保险采取自愿的原则,为了鼓励居民参加个人投资养老保险,政府采取了减免税方式,让比如自由职业者无法参与职业养老保险的人们,在个人投资养老保险享受到投资收益。这些举措保证了老人退休后的生活水准、养老质量不降低,与此同时,瑞士还建立了相当完善的收入补偿体系,比如失业保险、因服役以及参与社会联防收入等,各州也针对家庭津贴补助建立了相应的法律法规①。

瑞士的健康服务业由于起步早、发展快,各项政策和制度相对完善,实现了优化配置资源的目的,采用了多种所有制和多样化医疗组织共存

---

① 《健康服务业 增添经济活力》,《经济日报》2013 年 10 月 29 日。

的模式。现在瑞士医疗健康服务业发展已经超过其传统强势的钟表制造业,对 GDP 的占比已经达到了 30%左右,成为推动瑞士经济快速发展的重要引擎。

三、日本采取了国民健康运动模式

日本大约在 20 世纪 70 年代初提出"健康产业"的概念,并认为国民生活水平的提高将衍生出许多新的产业,健康产业就是其中需求量增长很快、且市场潜力极大的产业。到了 20 世纪 90 年代,日本将"健康产业"修改为"健康服务业",并制定了行业服务标准和管理条例。从 1979 年开始倡导中老年健康运动,于 1988 年提出了全民健康计划,其中包括健康测定、运动指导、心理健康指导、营养指导、保健指导等,2000 年制定出国民健康运动,2002 年通过了《健康促进法》。在日本,不到 2 亿人就有60 多万名营养师提供专业服务。并且其他的健康产业也在蓬勃发展,如疗养产业每年产值就高达 3000 亿美元,成为日本发展最快的行业之一[1]。如今,健康服务业已经成为日本政府优先发展和重点扶持的行业,每年增速保持在两位数,产业链条也越来越宽,相关产业涉及农业、旅游、食品、机械、电子、建筑、金融和教育等行业,而且推动一些传统产业向新的领域发展。

日本的健康服务业和老龄化密不可分,人口老龄化为推动健康服务业快速增长奠定了基础。2012 年,日本人的平均寿命为 83 岁,居世界第一,60 岁以上的老人约为人口的 25%,百岁以上老人高达 5.2 万人。这部分人口的特点是时间充足,经济能力较强,对健康的要求和需求很高,这是健康服务业发展的强大基础。

目前,日本的健康服务业大体分四个方面:一是保健护理。日本大约

---

[1] Edingtond W, Louis Y, KuKul I, etal. , "Recent trends in the development of health management," *Health Management Research* , 2001, 76:140-147.

有900多个保健所,1300个保健中心,均设立于居民社区。在这些机构服务的保健人员多达2.5万人。他们的主要工作是进行定期免费体检,开展健康保健教育,提供必要的生活和医疗护理。二是健康活动。各种形式的健康俱乐部遍及日本全国,仅东京都品川区就有70多个健康俱乐部。俱乐部组织人们开展长途步行、爬山、游泳、机械运动和各种球类等活动。值得一提的是日本各地的综合康乐中心,集运动、娱乐、餐饮、洗浴于一体,人们在进行高强度运动后,可以享受洗浴、餐饮和按摩等服务,使身心快速放松,达到健康保健的作用。三是养老服务。近些年,老年公寓、养老院、老年住宅等多种形式的老年社区在日本如雨后春笋。老年社区根据老年人的特点,建有多种生活设施、活动会馆、医疗保健所和体育娱乐等设施,不仅生活方便,而且可以及时享受生活支持、医疗护理和上门医治等多样性服务。四是健康保险。日本以老年人和健康为对象的保险很多。一般日本人年轻时就加入一些小项目的保险,随着年龄增长和临近退休,可以选择更多的保险项目,这些保险平时每年只需交很少的钱,退休后就可以享受优厚的服务。

日本政府对健康服务业监管很严,主要是政府为支持该行业的发展投入了巨大的资金,同时也是为了防止商业企业因牟取暴利而降低服务质量。为此,日本各地政府部门一开始就提高该行业的进入门槛,非优质企业不得从事健康服务业,并制定了严格的法规进行监管。经过多年的探索,日本的健康服务业已经进入高速发展期,政府开始放松限制,允许其他行业的企业进入健康服务业,争取将健康服务业培育成支撑经济发展的内需型支柱产业。

四、亚洲医疗旅游的经验

(一)印度的医疗旅游

印度是全世界人均医疗费用投入最低的国家之一,但大量通过 JCI 认证的医院和一大批的高水平的、在国外受训的医生,使得印度在医疗旅游领域处于领先地位。印度工业联合会估计,到 2016 年,医疗旅游的外汇收入达到 42 亿美元,接待的医疗患者达 23 万人。

印度医疗旅游的主要优势有:(1)低廉的医疗服务成本。印度的平均卫生保健成本仅为美国的 20%。(2)医疗服务的质量和国际认可度较高,印度在心脏和整形手术领域非常著名。医疗旅游需求最大的是神经学、心脏病学、内分泌学、肾脏和泌尿外科的手术等高度专业化的服务。截至 2019 年,印度共有 39 家通过国际医院认证联合委员会 JCI 认证的医院,国际认可度较高。(3)语言环境为国际医疗提供了便利。英语为印度的官方语言之一,而医疗旅游的患者主要来自英美国家,不仅医患沟通没有障碍,而且有利于提升患者的认可度和信任感。(4)传统医学是特色服务,知名度和吸引力较强。印度的传统医学和替代疗法,如阿育吠陀医学、顺势疗法和瑜伽,是医疗旅游的一个重要特色领域,这些传统的医疗服务为患者提供了一个独特的服务环境。

(二)泰国的医疗旅游

泰国是东盟地区最大的健康服务出口国,已经成为亚洲医疗旅游的中心。泰国拥有国际先进水平医疗队伍和现代化的医疗器械,36 家 JCI 认证医院,其医疗服务质量已获得全球认可,每年有超过 200 万外国人到泰国治疗,医疗旅游服务业每年创收近 41 亿美元,成为世界上最大的外国人就医国。

泰国医疗旅游的主要优势有:(1)完善而廉价的医疗服务。泰国医疗旅游服务价格优势明显,国家私立医院在很多领域达到甚至超过发达国家的医疗水平,但费用却相对较低。(2)政府对医疗旅游的全面扶持和引导。泰国政府采取医疗、旅游相结合的营销策略,使之形成了独特的医疗旅游竞争力。在泰国政府推动下,泰国医院除通过与旅行社合作,承接医疗旅游团之外,有些医院甚至还自行成立旅行社,完整规划所有医疗旅游的行程,并依不同病患的需求而提供医疗旅游配套服务。(3)医疗服务具有一定的竞争力。泰国在传染性疾病、骨科疾病和美容整形等领域国际认可度较高。泰国医院提供的医疗服务范围包括心血管疾病、牙科,整形美容,甚至变性手术。(4)医疗旅游人才招聘和培养的目标明确。医院聘请职员时,往往会特别要求语言能力,如流利的英语、阿拉伯语、孟加拉语、汉语等。

(三)新加坡的医疗旅游

新加坡政府将其国家定位为由临床医疗中心与经济医疗中心这两个子中心构成的国际医疗保健中心,此外,新加坡还是医学专业人员开会和培训的汇集之地,健康顾问和健康管理的基地以及临床实验中心。为了维持国际一流的医疗健康体系,新加坡努力吸引国际患者,将医疗与旅游相结合,加快推动医疗旅游业发展。

新加坡发展医疗旅游有以下优势:(1)领先的医疗水平。被世界卫生组织评为亚洲最有效的医疗卫生系统,医疗效率排名全球第一。同时,新加坡医疗保健制度也是全世界最优质的医疗保健制度之一。(2)安全开放的环境。新加坡的国际交流非常频繁,安定的社会、多元种族的文化和多种语言通行的环境也是其一大优势。(3)先进的医疗科技。新加坡拥有许多高科技的医疗设备,是亚洲第一个引进美国"达芬奇"机器人手术系统的国家;引进了核子医学领域最先进的阳离子放射扫描技术;也通过引用磁共振聚焦超声手术系统,成为东南亚首家无须开刀治疗子宫肌瘤的国家等等。(4)医学研发和教育培训中心。新加坡是亚洲首屈一指的生物医学研发中心,是医学学术交流和培训中心,健康顾问和健康管理的基地等。(5)政府明确的医疗旅游发展导向和政策支持。新加坡政府将其国家定位为由临床医疗中心与经济医疗中心构成的国际医疗保健中心,积极引导医疗与旅游相结合,吸引国际患者,发展医疗旅游产业。

五、对中国健康产业的借鉴

1. 加强健康产业法律制度规范

中国的健康产业处于快速发展阶段,但也存在着健康产品老化,产品及功能雷同、健康产品和服务同质化现象突出等问题,少数企业以概念造势,粗制滥造,夸大宣传,违规经营,致使广大的消费者身心受到伤害。需要在相关监管部门和立法机构加强立法监督,健全健康产业法律制度,从法律上来规范健康产业发展。

2. 加强健康社区建设和健康金融、保险行业的发展

美国健康产业发展离不开现代金融来的支持。未来,随着中国健康产业的发展,金融产业和保险产业将大量进入现代健康产业领域,为健康产业的发展提供资金支持。同时现代健康产业应向金融产业和保险产业的大客户提供健康产品及健康服务,为健康产业发展注入资金流。金融和保险产业与大健康产业的结合能够使健康相关产品及服务的实体经营与资本市场运作相辅相成、相得益彰,实现互惠共赢。

3. 加强产业融合,并引进打造专业健康产业运营团队

从国外先进健康产业发展来看,加强产业融合是健康产业良好发展不可或缺的环节。作为第一产业的生态有机养生农业以种植、养殖及农牧渔业粗加工生产销售为主要内容,负责提供人们日常食物的主要来源。作为第二产业的深加工食品、营养保健食品、药品、医疗器械、保健器具、保健用品、特殊用途美容化妆品等各类健康相关产品的生产制造销售为

主要内容,负责提供的是供医疗保健养生所用的产品。第一产业有机生态养生农业和第二产业医药保健产品制造业同为健康产业的支撑产业,而作为第三产业的健康管理、健康养老,康复中心、健康体检、食物营养及心理行为的健康咨询、中医养生健康调理、休闲保健、养生美容、运动健身等健康服务业,是健康产业的龙头产业。健康服务业不仅市场机会及发展空间潜力巨大,通过拉动内需、促进消费、增加就业,对社会经济发展产生巨大影响,对处于上游的一产农业、二产加工制造业均有整体带动效应。

4. 合理发挥我国发展医疗旅游的优势

与印度、泰国等国家类似,我国拥有质优价廉的医疗服务,高端医疗设备,同时还有丰富且优质的医疗保健旅游资源,独特的传统中医药保健资源等。第一,充分认识当前存在的障碍和不足。最重要的一点在于我国的医疗体制相对封闭,医疗服务受国际认证程度不高,国内医生不具备国际行医资质。其次,医务人员的语言沟通尚存障碍。另外,政府管理体制和产业政策不足。第二,找准定位开发相应的医疗旅游产品。一是要建立健全的管理体制。要实现医疗旅游业的健康发展,必须建立健全的行业管理体制,实现相关资源的有效整合。二是要整合资源,开发专项医疗旅游产品。需要结合国内特色旅游资源、医疗旅游目标人群、医疗服务特点等因素,开发医疗旅游产品,增强我国医疗旅游的吸引力和竞争力。三是要突出中医保健与旅游结合的特色品牌。

5. 建立健康管理的评价体系

政府的角色在于宏观推动和具体监管。一方面,要加快研究和建立健康管理的研究和评价体系。美国的健康管理经过几十年的发展,不仅形成了多种服务类型和方式,还有系统的研究与评价机制,包括对健康管理的设计、技术手段及运营方式,行业标准化已经相对成熟。另一方面,要给商业保险和市场化的健康管理留有发展空间。我国实行的是社会医疗保险体制的国家,基本建立了覆盖人人的医疗保障体系。应该允许和鼓励探索商业保险参与社会保险竞争,鼓励商业保险以多种方式参与社会医疗保险,充分发挥市场的效率和动力,提高健康管理产出。健康管理要突出"人群"特征,重点探索基于社区卫生服务的健康管理。美国的健康管理人群主要分为企业员工、社区医疗服务对象及部分私人、高端客户。若要使人人享有高品质的健康保障,开展社区卫生保健服务应该成为人群健康管理的基础。特别是我国面临老龄化加速、慢性病患病率上升等问题,社区应该成为常见病预防诊断、健康教育、健身活动等健康管理活动的最前方。

第三节　国内健康产业发展典型模式比较

一、苏州环球国际健康产业园

苏州占有中国健康产品市场约三分之一的份额,苏州环球国际健康产业园(以下简称SIHP)是苏州建设健康城市的龙头项目,一直获得苏州市政府的鼎力支持。作为中国健康产业的全新势力,是目前中国唯一以健康产业链整合概念为主题的国际化行业园区,提供并协助健康企业成长所需的各方资源,产业链资源的十大服务功能是其他开发区无法为客户提供的增值服务。与此同时,健康产业园的营销集团肩负着为入园企业和代理产品全面启动营销攻略的重任,获得国家相关领导部门的鼎力支持。联合国内资深学术机构和最高行业学府,启动国家级重点实验室,整合部级直属行业技术力量,打造中国提取物的核心基地,运作国际、国内金融资本,汇聚健康行业的精英团队,为中国健康产业市场提供一站式立体服务。

SIHP主要功能有以下几个方面:国际健康企业进入中国的通道与窗

口、中国最重要的健康产品加工与科研的基地、健康产品营销和物流的枢纽。SIHP 以创造健康产业现代化服务为主题,摒弃"单打独斗、各居一方"的行业行为,整合大思维、大视野、大贸易、大营销,以巨大投入和专业团队承担起建设中国健康产业核心基地的使命。SIHP 已形成有北京大学盛名学院、中国疾病控制中心、中国营养学会三个核心资深专家团队学术支持,中国药科大学、江南大学食品学院、南京野生植物综合利用研究院等为战略合作伙伴,形成了强大的技术支持力量,为健康产业园提供申报检测等专业性服务。

二、珠海国际健康港

珠海国际健康港于 2018 年 7 月 26 日开港,围绕生物医药企业的全链条进行设计,打造成具有高端定位、国际标准的大健康产业孵化中心。

1. 定位:集产、学、研、销、服于一体的综合性平台

珠海国际健康港共分五大功能区域,可为入驻的生物医药企业提供研发、检测、孵化、中试、生产、仓储物流、融资等服务。其中,政务服务平台区由一栋检测办公大楼组成,将提供办公、融资、会议交流、检测认证、审评审批等服务;生活配套区由一栋人才公寓及配套大楼组成,内设 141 套公寓、餐厅、咖啡厅、健身房、图书室;生物孵化研发区由两栋研发车间、一栋中试车间、一栋孵化车间组成,提供创新研发、企业孵化、中试放大、医学动物实验等服务;生物制造生产区由七栋 GMP(生产质量管理规范)标准厂房组成,提供药品生产服务;医药物流区由一栋物流中心大楼组成,满足生物制品、研发试验样品等仓储及中转需求。

打造"5+1"公共技术服务平台,从药品研发、生产到上市,健康港可以提供从头到尾一条龙服务。目前,珠海国际健康港,已经入驻 16 家企业,包括绿竹生物、启辰生、瑞思普利、开拓药业等知名生物药制备企业及创新化学、精密医疗器械企业。珠海国际健康港由政府投资、国企运营,

追求的是产业长远发展,产业政策延续性上更具优势。

2. 生物医药有"量"更要有"质"

作为广东省生物医药产业集群重地之一,金湾的生物医药产业园区实力同样不容小觑。其中,三灶科技园成功入选"国家新型工业化产业示范基地",成为广东首家生物医药产业新型工业化产业示范基地(生物医药类);珠海康德莱国际医疗产业园,被认定为"国家级科技企业孵化器培育单位"。

金湾的生物医药产业要高质量发展,必须重点解决技术、政策、人才、资本等创新资源要素供给问题,必须瞄准单克隆抗体药物、生物细胞免疫治疗等高端产业以及分子成像等高端医疗器械项目,才能抢占先机,真正实现高质量发展。

3. 核心竞争力:"5+1"平台实现一条龙服务

珠海国际健康港的"5+1"平台,是健康港的核心竞争力,将从各个方面给予入驻企业最优质的运营管理服务。其中,医学动物实验中心将打造具有国际先进水平的"药物筛选平台",建立"国家遗传工程小鼠数据华南基地";仿制药质量研究中心将打造仿制药一致性评价平台和药物研发基地;生物医药检验检测中心将打造进口药品聚集区和快速通关通道;广东省食品药品审评认证中心将打造生物医药研发和评审审批绿色快速通道;GMP(生产质量管理规范)培训教育中心将打造中国华南地区GMP人才教育培训基地;珠海分子影像创新研究院将对接中国科学院分子影像实验室科研成果中试孵化、产品化、市场服务等,与地方企业开展研发合作等技术转移转化服务。这些平台将提供全方位的公共技术服务。

珠海国际健康港就是为初创型企业搭建平台,为拥有好的生物医药专利的科学家提供服务。与国内多数医药产业孵化器对比,不少医药产业孵化器因为资金、政策等原因,仅具备健康港中的部分功能。

此外,珠海国际健康港入驻的企业,也涵盖了研发、生产的全产业链企业,产业聚集将促使分工合作更加便捷。以上因素叠加,能有效降低企业经营成本,提高新研发产品的成果转化进度,具有产学研合作、人才、资本、政策和服务等多方面优势。

三、北京·沧州生物医药产业园跨地区共建模式

河北沧州渤海新区生物医药产业园是京冀首个按照"共建共管共享"创新思路打造的产业园区,园区开创了"总部在京、生产在外、贡献当地"的产业模式,成为京津冀产业对接、协同发展的成功典范。

(一)共管:打破外迁壁垒,留住"北京身份"

受环境、土地等因素制约,北京医药产业部分环节亟待疏解。按照要求,化学原料药制造将在 2017 年底前全部退出北京。北京药企外迁有一个最大的顾虑——如何保住北京的医药批号?在我国,医药行业实行属地管理,药企必须在注册地生产、接受监管。药品监管以省级行政辖区为界,如果北京药企到河北建厂,就出现了跨省市情况,需要重新报批药品品种,审批周期最短也要两年多。

在这一背景下,京冀两地决定探索实行医药产业转移异地监管方式,即集中转移至北京·沧州渤海新区生物医药产业园的京籍药企,仍由北京市食药监局依法实施许可和认证,对其生产情况进行延伸监管,现有的跟踪检查等将同步覆盖园区。入驻的北京药企依然保留"北京身份",相应产品批准文号不做转移,按照变更生产地址办理。

异地监管打破了阻碍京企外迁的壁垒。北陆药业沧州分公司入园省去了跨省市转移的审批环节,更重要的是,批准文号不变,留住了"北京身份",既解决了新药品落地转化和规模化生产难题,又能继续享有北京的资源优势,保留"北京药"的品牌效应和首都市场。

为促进园区发展,北京市经信委与工信部对接,力促将沧州园列为全

国医药工业"十三五"时期重点建设的绿色生态医药园,争取国家专项资金支持;与渤海新区管委会建立定期沟通机制和重大事项协调机制,推进入园企业重点项目落地,协调减免入园企业的土地勘探费用数百万元。

京冀双方决定以"园中园"的方式,即在渤海新区的临港经济技术开发区建设生物医药专业园区,按照建设、准入、服务标准不降低的原则,引入北京高端产业园区的建设管理理念,由北京工业设计院进行园区设计,北京城建集团等企业参与部分项目厂房的施工建设,按照"产城一体"的理念启动园区和城市规划建设,坚决避免简单平移式搬迁,要求入区企业一定要实现技术升级、设备升级、产品升级和环保达标,打造国内一流、国际领先的产业园区。

签约入园企业还发起设立北京医药行业协会沧州分会,协助园区起草医药行业污染物排放标准,要求入园企业遵照实施。通过行业协会这一平台,入园企业未来不但可以实现"抱团发展",还将形成自我管理、自我规范的机制,并通过平台接口对接两省市的产业资源,也将把现有的知识产权服务、金融服务等功能延伸到沧州园企业身上。

(二)共享:税收留在当地,总部瞄准高端

产业对接是区域协同发展的主轴,只有通过机制创新,进一步分配好利益、明确好责任,才能让更多的企业主动走出北京,落户河北,从而实现产业对接重大突破。北京外迁药企虽接受北京方面的跨区监管,但在当地设立分支机构,按照规定可以将园区工业产值和税收留在当地,以此带动河北经济社会发展。综合一期投资效益指标看,22家企业总投资74亿元,企业平均单位土地投资强度约307万元/亩,预计实现产值约150亿元,吸纳沧州当地就业约8000人。

通过该园区建设,北京企业有序集中疏解不符合城市功能的一般性生产环节,减少劳动用工和资源消耗,在京企业集中精力发展研发、销售和高端制剂环节。按照原料药与制剂1比6的带动比推算,该园区的建设将带动北京市药品制剂产值900亿元,有利于北京生物医药产业高端环节做大做强,实现产业结构向高精尖方向发展。

京冀医药产业实现成功对接、互利共赢,核心在于做到"三力合一"。一是北京主动作为、以壮士断腕精神进行产业转移的"推力",这种"推力"不是简单的疏解和转移,而是"扶上马送一程"。二是河北作为项目落户承接地、以自身优势吸引企业扎根的"吸力",以产业集聚、专业化园区的定位牢牢吸引住企业目光,以高效、专业服务打动企业。三是企业作为工作主体、以转移促发展、向协同要效益的"动力",企业原来受到限制的生产环节得到了妥善安排、发展空间进一步扩大,上下游生产环节配合更加顺畅。

四、中日(天津)健康产业发展合作示范区

中日(天津)健康产业发展合作示范区是国家发改委正式批准设立中日(天津)地方发展合作示范区。作为国内六个中日地方发展合作示范区之一,天津静海区聚焦健康产业,强化创新要素集聚、高端生产制造、健康生活示范,引进培育优质企业,创新国际化医疗康养机构合作模式,带动京津冀健康产业高质量发展。

示范区立足于天津健康产业园基础上规划拓展建设,依托面向国际的中西医教学科研中心、医疗康复基地以及体育健身基地,自 2008 年启动建设至今,已累计投资超过 500 亿元。康宁津园、天津中医药大学、天津体育学院、天津医科大学相继入驻,高标准建设的团泊体育场、网球中心、保龄球馆等 23 个专业化国际标准体育场馆陆续承接了一系列国内外重大体育赛事,这里已逐步发展成京津冀大健康产业聚集地。

天津健康产业园先后被国家部委命名为"国家健康医疗旅游示范基地""国家体育产业示范基地""国家中医药旅游示范基地""天津国家自主创新示范区"。

对标优势领域,打造国际大健康产业高地。示范区围绕教育、医疗、康养、体育四大主导产业,坚持创新、开放、智慧、活力的发展理念,逐步打

造成为健康产业创新区、健康生活试验区和国际合作示范区。

以创新为引领,示范区发挥天津中医药大学及国家重点实验室作用,依托中国工程院院士、天津中医药大学校长张伯礼院士领衔的顶级专家团队,推进中医药现代化、中药新药创制研究、先进中医器械和中药制药设备研发推广,探索形成融预防保健、疾病治疗和康复于一体的中医药服务体系,促进中医药与现代康复技术融合。

建设院士和长江学者成果转化基地、中试基地、总部基地,聚焦医药、医疗、康复器械等产业,推动健康科技创新,实现示范区与静海开发区、大邱庄工业区协作配套,促进创新成果与健康产业精准对接。

以开放为动力,示范区依托天津中医第三附属医院、天津医科大学附属医院、血液病医院、国际体检中心、肿瘤质子医院等医疗机构建设,建立多个学科综合性国际医学中心。"公立+民营"融合发展,支持建立产业基金,全方位推进国际合作,支持开发健康领域产品。依托康宁津园和院士康养村,打造康养结合的高端养老示范样板。

示范区以智慧为支撑,大力培育健康医疗大数据应用新业态,以互联网+中医药健康为重点,运用大数据、人工智能等新一代信息技术,重点发展高端医疗与康复、健康科研、教育培训产业,配套建设商业服务、金融服务、社区医疗服务、社区健康文化体育等区域。

以活力为导向,借助国家体育产业示范基地优势,依托国际足球体育运动中心建设,以西班牙皇家足球协会、德国足联双 IP 产业化落户为目标,打造一站式国际足球全栖体验目的地。发挥团泊体育中心和团泊湖自然生态作用,引进举办国内外体育赛事、体育健康与体育会展服务,建设面向全民、覆盖全生命周期的康养服务。

示范区的国际影响力、合作吸引力不断释放。一批大健康领域优质项目纷纷落户,集聚了日本介护技术交流协会、凯尔关爱株式会社、工场网、浪潮集团等国际国内顶尖资源,有力促进中日地方合作交流,推动健康产业发展。

第四节　健康产业发展模式的启示

国外健康产业领先国内健康产业发展二十余年,在健康产业管理与运营方面有着成熟的制度体系与培训体系,发展成熟;而国内健康产业刚起步,但发展迅猛,高速发展碰上软件短板,相关的运营及服务体系尚在初级阶段,专业运营与服务团队短缺,这就要求国内健康产业要想更好地发展,就必须加强健康产业运营与服务团队的建设,"走出去"与"引进来"相结合,健康产业积极地"走出去",向先进国家看齐;同时也要"引进来",引进国外成熟的运营体系与管理团队,如此,才能缩小中国健康产业与国外健康产业发展距离。

综观国内外健康产业的成功案例,环境优美宜居,具备健康产业核心资源,配套设施齐全,以及政府的大力支持都是促使健康产业运作成功的重要条件。

一、加强健康产业法律制度规范

健康产业的发展离不开法律制度的规范。国外在相关监管部门和立法机构加强立法监督,健全健康产业法律制度,从法律上来规范健康产业发展。我国也应组建专门机构统一规划、管理健康产业发展。从国家层面制定发展健康产业的国家战略。推进健康产业立法进程,以法律形式规范健康产业的生产、销售、宣传、服务行为,确保健康产业依法合规运转。各级政府应明确监管部门职责,完善监督机制。依法严肃查处不法行为,增强消费者对健康产品的安全感。建立健康产业行业协会,作为第三方组织机构充分发挥政府机构与企业之间的桥梁作用。协助政府进行行业法律规范制定,保障消费者合法权益。建立健康产业从业资格认证管理制度,制定健康产业的行业标准和规范。强化媒体健康知识内容监管,追究违规媒体的连带责任,杜绝虚假违法宣传,促进正确健康知识的推广。

二、加大政府支持力度

健康产业的快速发展离不开政府部门的鼎力支持。政府部门制度与政策的完善,促进产业集群发展措施的实施都是健康产业发展的主要动力之一。虽然西方国家的很多支持政策并未直接促进健康产业的发展,但其也通过提高对国民的医疗养老保障、促进医疗产业技术创新等方面,推动健康产业的发展。

三、加强健康金融、保险行业的发展

加强健康社区的建设,重视家庭和社区关怀,重视预防保健将是未来健康产业发展的主流。美国健康产业的发展离不开现代金融的支持。未来,随着中国健康产业的发展,需要完善相关金融支持政策,为健康产业发展注入资金流。

四、充分挖掘资源环境优势

优美的生态环境是健康产业,尤其是健康养生养老产业成功发展的先决条件。优美的生态环境,适宜的气候有利于养生养老,康体恢复。德国的巴登就是依托其独特的气候和温泉资源,打造以康体养生为主要特色的健康小镇,驰名中外。合理发挥我国发展医疗旅游的优势,找准定位开发相应的医疗旅游产品,实现相关资源的有效整合,突出中医保健与旅游结合的特色品牌增强我国医疗旅游的吸引力和竞争力。

五、具备健康产业核心资源

健康产业核心资源是众多健康产业国际案例成功的关键。例如,美国尔湾产业新城,昆士兰产业园都是依托其强大的医疗资源、高水平的研发技术,发展上下游的健康产业,加强产业融合,并引进打造专业健康产业运营团队。逐步形成完善的产业链和产业制度,实现产业集群效应,带动该地区的整体发展。

第五节　健康产业发展政策建议
——以京津冀为例

一、优化京津冀健康产业的布局

制定健康产业发展规划。在健康产业总体发展规划上,相关政府部门应统一认识,把健康投资作为地方经济社会投资中最重要的战略性投资,把健康产业建设成国民经济的支柱性产业。战略性新兴产业中的生物产业、医药产业、新材料及新能源产业、海洋产业等均与人类的健康有着密切的联系,健康产业与这些战略性新兴产业既有很多重叠产业,又有关联性较强的产业,因此发展健康产业对京津冀地区战略性新兴产业具有积极的带动作用[1]。充分发挥京津冀三地比较优势,有序推进生物医药产业升级与梯度转移,重点打造以北京为产业轴心,天津、河北协同发展的区域格局,形成"多中心集聚、多轴线梯度分布"的空间布局。北京主要集聚更多的医药企业总部、创新研发、市场准入、营销策划等产业部门,提供产业人才、资金、创新资源;天津和河北以中试放大、生产制造、仓

---

[1]　夏杰长,瞿华:《健康服务业发展大有作为》,《中国经济时报》2012 年 4 月 6 日。

储贸易为主,提供更多的土地、人力资源和产业环境支撑。作为直辖市的北京和天津,面临域内土地供给日趋紧张、劳动力成本攀升、环保及能耗要求提升的发展挑战,河北省在承接京津地区生物医药产业转移、外溢及生产制造等方面具有更大的成本优势、资源优势和产业基础优势。

二、强化健康产业差异化发展与产业链的协作

在京津冀协同发展背景下,发挥健康产业创新基础雄厚、临床资源丰富、产业体系完备优势,强化三地产业发展的差异化,按照产业链形成分工协作体系。第一,在产业重点发展领域方面,北京市重点发展化药制剂、医疗仪器、生物制品、中药饮片领域,并在企业数量、产业规模以及实现利润上具有优势。天津市重点围绕中医药、再生医学、高端医疗器械等高附加值细分产业,强化关键核心技术研发,加快颠覆性生物医药研发和诊疗技术创新,提升全产业链整合能力,支撑全国先进制造研发基地建设。河北省重点发展化药,并在化学药制造、企业数量和实现主营业务收入上优势显著。第二,健全促进京津冀三地健康产业协同的对话机制,建立京津冀三地政府、企业、科研机构、医疗机构高层常态联席会议制度,就健康产业发展路径、技术合作等加强互动交流。

三、整合资源优势,打造京津冀健康产业集群

依凭北京、天津在生物医药、技术创新和优质医疗资源的优势,充分发挥河北省中药资源、药品生产、人力资源基础,促进三地健康产业相关资源与要素的整合、流动与共享,打造京津冀健康产业集群。第一,集聚健康产业发展创新要素。吸引国际顶尖生物医药企业到京津冀地区设立分支机构、共建协同创新研发平台,加快技术创新,联合三地生物医药技术和服务优势资源,聚焦产业发展的关键、共性技术,共建创新联盟,推动区域间技术融合及协同创新。第二,推动健康产业成果转化,不断增强健

康产业核心竞争力。加快新型抗体、多肽等生物药研发和产业化,发展基因治疗、干细胞和免疫细胞等细胞治疗产品,提升健康产业技术创新与研发能力,助推健康产业科技成果产业化。第三,优化提升健康产业园区和载体平台,围绕生物医药、现代中药、高端医疗器械、健康服务、智慧医疗等领域打造一批创新能力强、辐射带动效应广泛、引领示范带动作用突出的健康产业集群和示范区,带动京津冀健康产业高质量发展。

四、实施健康产业品牌战略

品牌强国,品牌富国,以品牌建设助推健康产业的发展,对相关行业提出了新的更高要求。生物医药产业作为战略性新兴产业,得到优先发展。行业资源走向集中,有利于"做大";从仿制为主走向自主创新,有利于"做强"。产业容量进一步放大,容纳大企业、大品牌的条件更加成熟。中国医药市场规模扩大,影响力提升。中国正加快迈向制药强国的步伐。以转变发展方式,推动医药产业升级为中心,加快生物医药产业发展;以产业化、规模化、集约化、国际化为重点,努力实现关键技术和重大产品的创新,促进医药产业由大到强;化学原创药物、生物技术药物将有更大的突破。产业结构优化升级引发行业洗牌,为大品牌建设创造了机遇。

以医药产业为例,医药行业正在演绎一个品牌竞争的新时代。中国医药企业的品牌意识、品牌影响力快速提升;外资医药品牌从高端市场,向中低端市场扩展;民族医药品牌从中低端市场,冲向高端,冲向国际化。从做产品,到做品牌,代表了企业的一种跨越,一种提升。大健康市场的扩容,国家支持力度的加大,以及行业监管的完善,为培育大健康品牌提供了良好的条件和机遇。同时,品牌也代表了一种责任,一种承诺。精心打造产品质量,提供更加完善周到的服务,保证消费者安全合理使用药品,合理使用功能食品,是树立品牌的必由之路。

五、完善健康产业发展配套政策

建立和完善京津冀健康产业发展顶层设计和体制机制,在更高层面统筹区域产业发展各项政策和措施。建立央地协同的京津冀健康产业发展协调机构,制定京津冀三地健康产业发展中长期规划,出台区域性健康产业发展政策,给予京津冀健康产业发展重点倾斜和大力支持。在京津冀地区探索开展生物医药产业政策先行先试,在北京自贸区、天津自贸区、河北自贸区探索开展细胞治疗分类管理,根据健康产业发展趋势,及时出台健康产业政策延续性措施。加大财政金融政策支持力度,鼓励社会资本进入生物医药、健康养老、医疗机构等领域,加大对相关企业的研发创新、建设运营、工业化信息化改造的支持力度,推动龙头企业做大做强。加大优惠政策宣传力度,重点引进一批科技含量高、综合实力强、辐射范围广的龙头企业,提升健康产业层次。

六、加强健康服务人才队伍建设

加强健康产业人才培养,以高等院校和科研机构为依托,支持京津冀区域内高校围绕健康产业开展深入研究,推动相关科研机构和企业的合作,将生物医药、医药制造等作为重点性学科。充分利用北京、天津医学教育机构培养的各种人才,发挥河北省劳动密集优势,搭建医疗服务、健康保健、养老护理、健身休闲、智慧医疗等领域公共服务平台。加强健康产业高端人才引进力度,推动京津冀高校、科研院所与国内外顶尖科研机构开展合作,加快生物医药研发创新人才培养、柔性引进、项目合作,加大健康领域高端人才团队引进力度,不断提升健康领域人才在领军型创新创业团队。鼓励社会资本举办职业院校,开展健康产业专业人才培训基地建设,加快培养一批管理人才、护士、药剂师、健康管理师等技能人才和从业人员,为健康产业发展提供人才支撑。

附录　健康产业相关政策

附录1
中共中央、国务院印发
《"健康中国2030"规划纲要》
国发〔2016〕32号

序言

健康是促进人的全面发展的必然要求,是经济社会发展的基础条件。实现国民健康长寿,是国家富强、民族振兴的重要标志,也是全国各族人民的共同愿望。

党和国家历来高度重视人民健康。新中国成立以来特别是改革开放以来,我国健康领域改革发展取得显著成就,城乡环境面貌明显改善,全民健身运动蓬勃发展,医疗卫生服务体系日益健全,人民健康水平和身体素质持续提高。2015年我国人均预期寿命已达76.34岁,婴儿死亡率、5岁以下儿童死亡率、孕产妇死亡率分别下降到8.1‰、10.7‰和20.1/10万,总体上优于中高收入国家平均水平,为全面建成小康社会奠定了重要基础。同时,工业化、城镇化、人口老龄化、疾病谱变化、生态环境及生活方式变化等,也给维护和促进健康带来一系列新的挑战,健康服务供给总体不足与需求不断增长之间的矛盾依然突出,健康领域发展与经济社会发展的协调性有待增强,需要从国家战略层面统筹解决关系健康的重大和长远问题。

推进健康中国建设,是全面建成小康社会、基本实现社会主义现代化的重要基础,是全面提升中华民族健康素质、实现人民健康与经济社会协调发展的国家战略,是积极参与全球健康治理、履行2030年可持续发展议程国际承诺的重大举措。未来15年,是推进健康中国建设的重要战略机遇期。经济保持中高速增长将为维护人民健康奠定坚实基础,消费结构升级将为发展健康服务创造广阔空间,科技创新将为提高健康水平提供有力支撑,各方面制度更加成熟更加定型将为健康领域可持续发展构建强大保障。

为推进健康中国建设,提高人民健康水平,根据党的十八届五中全会战略部署,制定本规划纲要。本规划纲要是推进健康中国建设的宏伟蓝图和行动纲领。全社会要增强责任感、使命感,全力推进健康中国建设,为实现中华民族伟大复兴和推动人类文明进步作出更大贡献。

第一篇　总体战略

第一章　指导思想

推进健康中国建设,必须高举中国特色社会主义伟大旗帜,全面贯彻党的十八大和十八届三中、四中、五中全会精神,以马克思列宁主义、毛泽东思想、邓小平理论、"三个代表"重要思想、科学发展观为指导,深入学习贯彻习近平总书记系列重要讲话精神,紧紧围绕统筹推进"五位一体"总体布局和协调推进"四个全面"战略布局,认真落实党中央、国务院决策部署,坚持以人民为中心的发展思想,牢固树立和贯彻落实新发展理念,坚持正确的卫生与健康工作方针,以提高人民健康水平为核心,以体制机制改革创新为动力,以普及健康生活、优化健康服务、完善健康保障、建设健康环境、发展健康产业为重点,把健康融入所有政策,加快转变健康领域发展方式,全方位、全周期维护和保障人民健康,大幅提高健康水平,显著改善健康公平,为实现"两个一百年"奋斗目标和中华民族伟大复兴的中国梦提供坚实健康基础。

主要遵循以下原则:

——健康优先。把健康摆在优先发展的战略地位,立足国情,将促进健康的理念融入公共政策制定实施的全过程,加快形成有利于健康的生活方式、生态环境和经济社会发展模式,实现健康与经济社会良性协调发展。

——改革创新。坚持政府主导,发挥市场机制作用,加快关键环节改革步伐,冲破思想观念束缚,破除利益固化藩篱,清除体制机制障碍,发挥科技创新和信息化的引领支撑作用,形成具有中国特色、促进全民健康的制度体系。

——科学发展。把握健康领域发展规律,坚持预防为主、防治结合、中西医并重,转变服务模式,构建整合型医疗卫生服务体系,推动健康服务从规模扩张的粗放型发展转变到质量效益提升的绿色集约式发展,推动中医药和西医药相互补充、协调发展,提升健康服务水平。

——公平公正。以农村和基层为重点,推动健康领域基本公共服务均等化,维护基本医疗卫生服务的公益性,逐步缩小城乡、地区、人群间基本健康服务和健康水平的差异,实现全民健康覆盖,促进社会公平。

第二章　战略主题

"共建共享、全民健康",是建设健康中国的战略主题。核心是以人民健康为中心,坚持以基层为重点,以改革创新为动力,预防为主,中西医并重,把健康融入所有政策,人民共建共享的卫生与健康工作方针,针对生活行为方式、生产生活环境以及医疗卫生服务等健康影响因素,坚持政府主导与调动社会、个人的积极性相结合,推动人人参与、人人尽力、人人享有,落实预防为主,推行健康生活方式,减少疾病发生,强化早诊断、早治疗、早康复,实现全民健康。

共建共享是建设健康中国的基本路径。从供给侧和需求侧两端发力,统筹社会、行业和个人三个层面,形成维护和促进健康的强大合力。要促进全社会广泛参与,强化跨部门协作,深化军民融合发展,调动社会力量的积极性和创造性,加强环境治理,保障食品药品安全,预防和减少伤害,有效控制影响健康的生态和社会环境危险因素,形成多层次、多元化的社会共治格局。要推动健康服务供给侧结构性改革,卫生计生、体育等行业要主动适应人民健康需求,深化体制机制改革,优化要素配置和服务供给,补齐发展短板,推动健康产业转型升级,满足人民群众不断增长的健康需求。要强化个人健康责任,提高全民健康素养,引导形成自主自律、符合自身特点的健康生活方式,有效控制影响健康的生活行为因素,形成热爱健康、追求健康、促进健康的社会氛围。

全民健康是建设健康中国的根本目的。立足全人群和全生命周期两个着力点,提供公平可及、系统连续的健康服务,实现更高水平的全民健康。要惠及全人群,不断完善制度、扩展服务、提高质量,使全体人民享有所需要的、有质量的、可负担的预防、治疗、康复、健康促进等健康服务,突出解决好妇女儿童、老年人、残疾人、低收入人群等重点人群的健康问题。要覆盖全生命周期,针对生命不同阶段的主要健康问题及主要影响因素,确定若干优先领域,强化干预,实现从胎儿到生命终点的全程健康服务和健康保障,全面维护人民健康。

第三章　战略目标

到 2020 年,建立覆盖城乡居民的中国特色基本医疗卫生制度,健康素养水平持续提高,健康服务体系完善高效,人人享有基本医疗卫生服务和基本体育健身服务,基本形成内涵丰富、结构合理的健康产业体系,主要健康指标居于中高收入国家前列。

到 2030 年,促进全民健康的制度体系更加完善,健康领域发展更加协调,健康生活方式得到普及,健康服务质量和健康保障水平不断提高,健康产业繁荣发展,基本实现健康公平,主要健康指标进入高收入国家行列。到 2050 年,建成与社会主义现代化国家相适应的健康国家。

到 2030 年具体实现以下目标:

——人民健康水平持续提升。人民身体素质明显增强,2030 年人均预期寿命达到 79.0 岁,人均健康预期寿命显著提高。

——主要健康危险因素得到有效控制。全民健康素养大幅提高,健康生活方式得到全面普及,有利于健康的生产生活环境基本形成,食品药品安全得到有效保障,消除一批重大疾病危害。

——健康服务能力大幅提升。优质高效的整合型医疗卫生服务体系和完善的全民健身公共服务体系全面建立,健康保障体系进一步完善,健康科技创新整体实力位居世界前列,健康服务质量和水平明显提高。

——健康产业规模显著扩大。建立起体系完整、结构优化的健康产业体系,形成一批具有较强创新能力和国际竞争力的大型企业,成为国民经济支柱性产业。

——促进健康的制度体系更加完善。有利于健康的政策法律法规体系进一步健全,健康领域治理体系和治理能力基本实现现代化。

健康中国建设主要指标

领域	指标	2015 年	2020 年	2030 年
健康水平	人均预期寿命(岁)	76.34	77.3	79.0
	婴儿死亡率(‰)	8.1	7.5	5.0
	5 岁以下儿童死亡率(‰)	10.7	9.5	6.0
	孕产妇死亡率(1/10 万)	20.1	18.0	12.0
	城乡居民达到《国民体质测定标准》合格以上的人数比例(%)	89.6 (2014 年)	90.6	92.2
健康生活	居民健康素养水平(%)	10	20	30
	经常参加体育锻炼人数(亿人)	3.6 (2014 年)	4.35	5.3

领域	指标	2015 年	2020 年	2030 年
健康服务与保障	重大慢性病过早死亡率(%)	19.1 (2013 年)	比 2015 年降低 10%	比 2015 年降低 30%
	每千常住人口执业(助理)医师数(人)	2.2	2.5	3.0
	个人卫生支出占卫生总费用的比重(%)	29.3	28 左右	25 左右
健康环境	地级及以上城市空气质量优良天数比率(%)	76.7	>80	持续改善
	指标:地表水质量达到或好于Ⅲ类水体比例(%)	66	>70	持续改善
健康产业	健康服务业总规模(万亿元)	–	>8	16

第二篇　普及健康生活

第四章　加强健康教育

第一节　提高全民健康素养

推进全民健康生活方式行动,强化家庭和高危个体健康生活方式指导及干预,开展健康体重、健康口腔、健康骨骼等专项行动,到 2030 年基本实现以县(市、区)为单位全覆盖。开发推广促进健康生活的适宜技术和用品。建立健康知识和技能核心信息发布制度,健全覆盖全国的健康素养和生活方式监测体系。建立健全健康促进与教育体系,提高健康教育服务能力,从小抓起,普及健康科学知识。加强精神文明建设,发展健康文化,移风易俗,培育良好的生活习惯。各级各类媒体加大健康科学知识宣传力度,积极建设和规范各类广播电视等健康栏目,利用新媒体拓展健康教育。

第二节　加大学校健康教育力度

将健康教育纳入国民教育体系,把健康教育作为所有教育阶段素质教育的重要内容。以中小学为重点,建立学校健康教育推进机制。构建相关学科教学与教育活动相结合、课堂教育与课外实践相结合、经常性宣传教育与集中式宣传教育相结合的健康教育模式。培养健康教育师资，将健康教育纳入体育教师职前教育和职后培训内容。

第五章 塑造自主自律的健康行为

第一节 引导合理膳食

制定实施国民营养计划，深入开展食物（农产品、食品）营养功能评价研究，全面普及膳食营养知识，发布适合不同人群特点的膳食指南，引导居民形成科学的膳食习惯，推进健康饮食文化建设。建立健全居民营养监测制度，对重点区域、重点人群实施营养干预，重点解决微量营养素缺乏、部分人群油脂等高热能食物摄入过多等问题，逐步解决居民营养不足与过剩并存问题。实施临床营养干预。加强对学校、幼儿园、养老机构等营养健康工作的指导。开展示范健康食堂和健康餐厅建设。到2030年，居民营养知识素养明显提高，营养缺乏疾病发生率显著下降，全国人均每日食盐摄入量降低20%，超重、肥胖人口增长速度明显放缓。

第二节 开展控烟限酒

全面推进控烟履约，加大控烟力度，运用价格、税收、法律等手段提高控烟成效。深入开展控烟宣传教育。积极推进无烟环境建设，强化公共场所控烟监督执法。推进公共场所禁烟工作，逐步实现室内公共场所全面禁烟。领导干部要带头在公共场所禁烟，把党政机关建成无烟机关。强化戒烟服务。到2030年，15岁以上人群吸烟率降低到20%。加强限酒健康教育，控制酒精过度使用，减少酗酒。加强有害使用酒精监测。

第三节 促进心理健康

加强心理健康服务体系建设和规范化管理。加大全民心理健康科普宣传力度，提升心理健康素养。加强对抑郁症、焦虑症等常见精神障碍和心理行为问题的干预,加大对重点人群心理问题早期发现和及时干预力度。加强严重精神障碍患者报告登记和救治救助管理。全面推进精神障碍社区康复服务。提高突发事件心理危机的干预能力和水平。到2030年,常见精神障碍防治和心理行为问题识别干预水平显著提高。

第四节 减少不安全性行为和毒品危害

强化社会综合治理,以青少年、育龄妇女及流动人群为重点,开展性道德、性健康和性安全宣传教育和干预,加强对性传播高危行为人群的综合干预,减少意外妊娠和性相关疾病传播。大力普及有关毒品危害、应对措施和治疗途径等知识。加强全国戒毒医疗服务体系建设,早发现、早治疗成瘾者。加强戒毒药物维持治疗与社区戒毒、强制隔离戒毒和社区康复的衔接。建立集生理脱毒、心理康复、就业扶持、回归社会于一体的戒毒康复模式,最大限度减少毒品社会危害。

第六章 提高全民身体素质

第一节 完善全民健身公共服务体系

统筹建设全民健身公共设施,加强健身步道、骑行道、全民健身中心、体育公园、社区多功能运动场等场地设施建设。到2030年,基本建成县乡村三级公共体育设施网络,人均体育场地面积不低于2.3平方米,在城镇社区实现15分钟健身圈全覆盖。推行公共体育设施免费或低收费开放,确保公共体育场地设施和符合开放条件的企事业单位体育场地设施全部向社会开放。加强全民健身组织网络建设,扶持和引导基层体育社会组织发展。

第二节 广泛开展全民健身运动

继续制定实施全民健身计划,普及科学健身知识和健身方法,推动全民健身生活化。组织社会体育指导员广泛开展全民健身指导服务。实施国家体育锻炼标准,发展群众健身休闲活动,丰富和完善全民健身体系。大力发展群众喜闻乐见的运动项目,鼓励开发适合不同人群、不同地域特点的特色运动项目,扶持推广太极拳、健身气功等民族民俗民间传统运动项目。

第三节　加强体医融合和非医疗健康干预

发布体育健身活动指南,建立完善针对不同人群、不同环境、不同身体状况的运动处方库,推动形成体医结合的疾病管理与健康服务模式,发挥全民科学健身在健康促进、慢性病预防和康复等方面的积极作用。加强全民健身科技创新平台和科学健身指导服务站点建设。开展国民体质测试,完善体质健康监测体系,开发应用国民体质健康监测大数据,开展运动风险评估。

第四节　促进重点人群体育活动

制定实施青少年、妇女、老年人、职业群体及残疾人等特殊群体的体质健康干预计划。实施青少年体育活动促进计划,培育青少年体育爱好,基本实现青少年熟练掌握 1 项以上体育运动技能,确保学生校内每天体育活动时间不少于 1 小时。到 2030 年,学校体育场地设施与器材配置达标率达到 100%,青少年学生每周参与体育活动达到中等强度 3 次以上,国家学生体质健康标准达标优秀率 25% 以上。加强科学指导,促进妇女、老年人和职业群体积极参与全民健身。实行工间健身制度,鼓励和支持新建工作场所建设适当的健身活动场地。推动残疾人康复体育和健身体育广泛开展。

第三篇　优化健康服务

第七章　强化覆盖全民的公共卫生服务

第一节　防治重大疾病

实施慢性病综合防控战略,加强国家慢性病综合防控示范区建设。强化慢性病筛查和早期发现,针对高发地区重点癌症开展早诊早治工作,推动癌症、脑卒中、冠心病等慢性病的机会性筛查。基本实现高血压、糖尿病患者管理干预全覆盖,逐步将符合条件的癌症、脑卒中等重大慢性病早诊早治适宜技术纳入诊疗常规。加强学生近视、肥胖等常见病防治。到 2030 年,实现全人群、全生命周期的慢性病健康管理,总体癌症 5 年生存率提高 15%。加强口腔卫生,12 岁儿童患龋率控制在 25% 以内。

加强重大传染病防控。完善传染病监测预警机制。继续实施扩大国家免疫规划,适龄儿童国家免疫规划疫苗接种率维持在较高水平,建立预防接种异常反应补偿保险机制。加强艾滋病检测、抗病毒治疗和随访管理,全面落实临床用血核酸检测和预防艾滋病母婴传播,疫情保持在低流行水平。建立结核病防治综合服务模式,加强耐多药肺结核筛查和监测,规范肺结核诊疗管理,全国肺结核疫情持续下降。有效应对流感、手足口病、登革热、麻疹等重点传染病疫情。继续坚持以传染源控制为主的血吸虫病综合防治策略,全国所有流行县达到消除血吸虫病标准。继续巩固全国消除疟疾成果。全国所有流行县基本控制包虫病等重点寄生虫病流行。保持控制和消除重点地方病,地方病不再成为危害人民健康的重点问题。加强突发急性传染病防治,积极防范输入性突发急性传染病,加强鼠疫等传统烈性传染病防控。强化重大动物源性传染病的源头治理。

第二节　完善计划生育服务管理

健全人口与发展的综合决策体制机制,完善有利于人口均衡发展的政策体系。改革计划生育服务管理方式,更加注重服务家庭,构建以生育支持、幼儿养育、青少年发展、老人赡养、病残照料为主题的家庭发展政策框架,引导群众负责任、有计划地生育。完善国家计划生育技术服务政策,加大再生育计划生育技术服务保障力度。全面推行知情选择,普及避孕节育和生殖健康知识。完善计划生育家庭奖励扶助制度和特别扶助制度,实行奖励扶助金标准动态调整。坚持和完善计划生育目标管理责任制,完善宣传倡导、依法管理、优质服务、政策推动、综合治理的计划生育长效工作机制。建立健全出生人口监测工作机制。继续开展出生人口性别比治理。到2030年,全国出生人口性别比实现自然平衡。

第三节 推进基本公共卫生服务均等化

继续实施完善国家基本公共卫生服务项目和重大公共卫生服务项目,加强疾病经济负担研究,适时调整项目经费标准,不断丰富和拓展服务内容,提高服务质量,使城乡居民享有均等化的基本公共卫生服务,做好流动人口基本公共卫生计生服务均等化工作。

第八章 提供优质高效的医疗服务

第一节 完善医疗卫生服务体系

全面建成体系完整、分工明确、功能互补、密切协作、运行高效的整合型医疗卫生服务体系。县和市域内基本医疗卫生资源按常住人口和服务半径合理布局,实现人人享有均等化的基本医疗卫生服务;省级及以上分区域统筹配置,整合推进区域医疗资源共享,基本实现优质医疗卫生资源配置均衡化,省域内人人享有均质化的危急重症、疑难病症诊疗和专科医疗服务;依托现有机构,建设一批引领国内、具有全球影响力的国家级医学中心,建设一批区域医学中心和国家临床重点专科群,推进京津冀、长江经济带等区域医疗卫生协同发展,带动医疗服务区域发展和整体水平提升。加强康复、老年病、长期护理、慢性病管理、安宁疗护等接续性医疗机构建设。实施健康扶贫工程,加大对中西部贫困地区医疗卫生机构建设支持力度,提升服务能力,保障贫困人口健康。到2030年,15分钟基本医疗卫生服务圈基本形成,每千常住人口注册护士数达到4.7人。

第二节　创新医疗卫生服务供给模式

建立专业公共卫生机构、综合和专科医院、基层医疗卫生机构"三位一体"的重大疾病防控机制,建立信息共享、互联互通机制,推进慢性病防、治、管整体融合发展,实现医防结合。建立不同层级、不同类别、不同举办主体医疗卫生机构间目标明确、权责清晰的分工协作机制,不断完善服务网络、运行机制和激励机制,基层普遍具备居民健康守门人的能力。完善家庭医生签约服务,全面建立成熟完善的分级诊疗制度,形成基层首诊、双向转诊、上下联动、急慢分治的合理就医秩序,健全治疗-康复-长期护理服务链。引导三级公立医院逐步减少普通门诊,重点发展危急重症、疑难病症诊疗。完善医疗联合体、医院集团等多种分工协作模式,提高服务体系整体绩效。加快医疗卫生领域军民融合,积极发挥军队医疗卫生机构作用,更好为人民服务。

第三节　提升医疗服务水平和质量

建立与国际接轨、体现中国特色的医疗质量管理与控制体系,基本健全覆盖主要专业的国家、省、市三级医疗质量控制组织,推出一批国际化标准规范。建设医疗质量管理与控制信息化平台,实现全行业全方位精准、实时管理与控制,持续改进医疗质量和医疗安全,提升医疗服务同质化程度,再住院率、抗菌药物使用率等主要医疗服务质量指标达到或接近世界先进水平。全面实施临床路径管理,规范诊疗行为,优化诊疗流程,增强患者就医获得感。推进合理用药,保障临床用血安全,基本实现医疗机构检查、检验结果互认。加强医疗服务人文关怀,构建和谐医患关系。依法严厉打击涉医违法犯罪行为特别是伤害医务人员的暴力犯罪行为,保护医务人员安全。

第九章 充分发挥中医药独特优势

第一节 提高中医药服务能力

实施中医临床优势培育工程,强化中医药防治优势病种研究,加强中西医结合,提高重大疑难病、危急重症临床疗效。大力发展中医非药物疗法,使其在常见病、多发病和慢性病防治中发挥独特作用。发展中医特色康复服务。健全覆盖城乡的中医医疗保健服务体系。在乡镇卫生院和社区卫生服务中心建立中医馆、国医堂等中医综合服务区,推广适宜技术,所有基层医疗卫生机构都能够提供中医药服务。促进民族医药发展。到2030年,中医药在治未病中的主导作用、在重大疾病治疗中的协同作用、在疾病康复中的核心作用得到充分发挥。

第二节 发展中医养生保健治未病服务

实施中医治未病健康工程,将中医药优势与健康管理结合,探索融健康文化、健康管理、健康保险于一体的中医健康保障模式。鼓励社会力量举办规范的中医养生保健机构,加快养生保健服务发展。拓展中医医院服务领域,为群众提供中医健康咨询评估、干预调理、随访管理等治未病服务。鼓励中医医疗机构、中医医师为中医养生保健机构提供保健咨询和调理等技术支持。开展中医中药中国行活动,大力传播中医药知识和易于掌握的养生保健技术方法,加强中医药非物质文化遗产的保护和传承运用,实现中医药健康养生文化创造性转化、创新性发展。

第三节 推进中医药继承创新

实施中医药传承创新工程,重视中医药经典医籍研读及挖掘,全面系统继承历代各家学术理论、流派及学说,不断弘扬当代名老中医药专家学术思想和临床诊疗经验,挖掘民间诊疗技术和方药,推进中医药文化传承与发展。建立中医药传统知识保护制度,制定传统知识保护名录。融合现代科技成果,挖掘中药方剂,加强重大疑难疾病、慢性病等中医药防治技术和新药研发,不断推动中医药理论与实践发展。发展中医药健康服务,加快打造全产业链服务的跨国公司和国际知名的中国品牌,推动中医药走向世界。保护重要中药资源和生物多样性,开展中药资源普查及动态监测。建立大宗、道地和濒危药材种苗繁育基地,提供中药材市场动态监测信息,促进中药材种植业绿色发展。

第十章　加强重点人群健康服务

第一节　提高妇幼健康水平

实施母婴安全计划,倡导优生优育,继续实施住院分娩补助制度,向孕产妇免费提供生育全过程的基本医疗保健服务。加强出生缺陷综合防治,构建覆盖城乡居民,涵盖孕前、孕期、新生儿各阶段的出生缺陷防治体系。实施健康儿童计划,加强儿童早期发展,加强儿科建设,加大儿童重点疾病防治力度,扩大新生儿疾病筛查,继续开展重点地区儿童营养改善等项目。提高妇女常见病筛查率和早诊早治率。实施妇幼健康和计划生育服务保障工程,提升孕产妇和新生儿危急重症救治能力。

第二节　促进健康老龄化

推进老年医疗卫生服务体系建设,推动医疗卫生服务延伸至社区、家庭。健全医疗卫生机构与养老机构合作机制,支持养老机构开展医疗服务。推进中医药与养老融合发展,推动医养结合,为老年人提供治疗期住院、康复期护理、稳定期生活照料、安宁疗护一体化的健康和养老服务,促进慢性病全程防治管理服务同居家、社区、机构养老紧密结合。鼓励社会力量兴办医养结合机构。加强老年常见病、慢性病的健康指导和综合干预,强化老年人健康管理。推动开展老年心理健康与关怀服务,加强老年痴呆症等的有效干预。推动居家老人长期照护服务发展,全面建立经济困难的高龄、失能老人补贴制度,建立多层次长期护理保障制度。进一步完善政策,使老年人更便捷获得基本药物。

第三节　维护残疾人健康

制定实施残疾预防和残疾人康复条例。加大符合条件的低收入残疾人医疗救助力度,将符合条件的残疾人医疗康复项目按规定纳入基本医疗保险支付范围。建立残疾儿童康复救助制度,有条件的地方对残疾人基本型辅助器具给予补贴。将残疾人康复纳入基本公共服务,实施精准康复,为城乡贫困残疾人、重度残疾人提供基本康复服务。完善医疗机构无障碍设施,改善残疾人医疗服务。进一步完善康复服务体系,加强残疾人康复和托养设施建设,建立医疗机构与残疾人专业康复机构双向转诊机制,推动基层医疗卫生机构优先为残疾人提供基本医疗、公共卫生和健康管理等签约服务。制定实施国家残疾预防行动计划,增强全社会残疾预防意识,开展全人群、全生命周期残疾预防,有效控制残疾的发生和发展。加强对致残疾病及其他致残因素的防控。推动国家残疾预防综合试验区试点工作。继续开展防盲治盲和防聋治聋工作。

第四篇　完善健康保障

第十一章　健全医疗保障体系

第一节　完善全民医保体系

健全以基本医疗保障为主体、其他多种形式补充保险和商业健康保险为补充的多层次医疗保障体系。整合城乡居民基本医保制度和经办管理。健全基本医疗保险稳定可持续筹资和待遇水平调整机制,实现基金中长期精算平衡。完善医保缴费参保政策,均衡单位和个人缴费负担,合理确定政府与个人分担比例。改进职工医保个人账户,开展门诊统筹。进一步健全重特大疾病医疗保障机制,加强基本医保、城乡居民大病保险、商业健康保险与医疗救助等的有效衔接。到2030年,全民医保体系成熟定型。

第二节 健全医保管理服务体系

严格落实医疗保险基金预算管理。全面推进医保支付方式改革,积极推进按病种付费、按人头付费,积极探索按疾病诊断相关分组付费(DRGs)、按服务绩效付费,形成总额预算管理下的复合式付费方式,健全医保经办机构与医疗机构的谈判协商与风险分担机制。加快推进基本医保异地就医结算,实现跨省异地安置退休人员住院医疗费用直接结算和符合转诊规定的异地就医住院费用直接结算。全面实现医保智能监控,将医保对医疗机构的监管延伸到医务人员。逐步引入社会力量参与医保经办。加强医疗保险基础标准建设和应用。到2030年,全民医保管理服务体系完善高效。

第三节 积极发展商业健康保险

落实税收等优惠政策,鼓励企业、个人参加商业健康保险及多种形式的补充保险。丰富健康保险产品,鼓励开发与健康管理服务相关的健康保险产品。促进商业保险公司与医疗、体检、护理等机构合作,发展健康管理组织等新型组织形式。到2030年,现代商业健康保险服务业进一步发展,商业健康保险赔付支出占卫生总费用比重显著提高。

第十二章 完善药品供应保障体系

第一节 深化药品、医疗器械流通体制改革

推进药品、医疗器械流通企业向供应链上下游延伸开展服务,形成现代流通新体系。规范医药电子商务,丰富药品流通渠道和发展模式。推广应用现代物流管理与技术,健全中药材现代流通网络与追溯体系。落实医疗机构药品、耗材采购主体地位,鼓励联合采购。完善国家药品价格谈判机制。建立药品出厂价格信息可追溯机制。强化短缺药品供应保障

和预警,完善药品储备制度和应急供应机制。建设遍及城乡的现代医药流通网络,提高基层和边远地区药品供应保障能力。

第二节 完善国家药物政策

巩固完善国家基本药物制度,推进特殊人群基本药物保障。完善现有免费治疗药品政策,增加艾滋病防治等特殊药物免费供给。保障儿童用药。完善罕见病用药保障政策。建立以基本药物为重点的临床综合评价体系。按照政府调控和市场调节相结合的原则,完善药品价格形成机制。强化价格、医保、采购等政策的衔接,坚持分类管理,加强对市场竞争不充分药品和高值医用耗材的价格监管,建立药品价格信息监测和信息公开制度,制定完善医保药品支付标准政策。

第五篇 建设健康环境

第十三章 深入开展爱国卫生运动

第一节 加强城乡环境卫生综合整治

持续推进城乡环境卫生整洁行动,完善城乡环境卫生基础设施和长效机制,统筹治理城乡环境卫生问题。加大农村人居环境治理力度,全面加强农村垃圾治理,实施农村生活污水治理工程,大力推广清洁能源。到2030年,努力把我国农村建设成为人居环境干净整洁、适合居民生活养老的美丽家园,实现人与自然和谐发展。实施农村饮水安全巩固提升工程,推动城镇供水设施向农村延伸,进一步提高农村集中供水率、自来水普及率、水质达标率和供水保证率,全面建立从源头到龙头的农村饮水安全保障体系。加快无害化卫生厕所建设,力争到2030年,全国农村居民基本都能用上无害化卫生厕所。实施以环境治理为主的病媒生物综合预防控制策略。深入推进国家卫生城镇创建,力争到2030年,国家卫生城市数量提高到全国城市总数的50%,有条件的省(自治区、直辖市)实现全覆盖。

第二节　建设健康城市和健康村镇

把健康城市和健康村镇建设作为推进健康中国建设的重要抓手,保障与健康相关的公共设施用地需求,完善相关公共设施体系、布局和标准,把健康融入城乡规划、建设、治理的全过程,促进城市与人民健康协调发展。针对当地居民主要健康问题,编制实施健康城市、健康村镇发展规划。广泛开展健康社区、健康村镇、健康单位、健康家庭等建设,提高社会参与度。重点加强健康学校建设,加强学生健康危害因素监测与评价,完善学校食品安全管理、传染病防控等相关政策。加强健康城市、健康村镇建设监测与评价。到 2030 年,建成一批健康城市、健康村镇建设的示范市和示范村镇。

第十四章　加强影响健康的环境问题治理

第一节　深入开展大气、水、土壤等污染防治

以提高环境质量为核心,推进联防联控和流域共治,实行环境质量目标考核,实施最严格的环境保护制度,切实解决影响广大人民群众健康的突出环境问题。深入推进产业园区、新城、新区等开发建设规划环评,严格建设项目环评审批,强化源头预防。深化区域大气污染联防联控,建立常态化区域协作机制。完善重度及以上污染天气的区域联合预警机制。全面实施城市空气质量达标管理,促进全国城市环境空气质量明显改善。推进饮用水水源地安全达标建设。强化地下水管理和保护,推进地下水超采区治理与污染综合防治。开展国家土壤环境质量监测网络建设,建立建设用地土壤环境质量调查评估制度,开展土壤污染治理与修复。以耕地为重点,实施农用地分类管理。全面加强农业面源污染防治,有效保护生态系统和遗传多样性。加强噪声污染防控。

第二节　实施工业污染源全面达标排放计划

全面实施工业污染源排污许可管理,推动企业开展自行监测和信息公开,建立排污台账,实现持证按证排污。加快淘汰高污染、高环境风险的工艺、设备与产品。开展工业集聚区污染专项治理。以钢铁、水泥、石化等行业为重点,推进行业达标排放改造。

第三节　建立健全环境与健康监测、调查和风险评估制度

逐步建立健全环境与健康管理制度。开展重点区域、流域、行业环境与健康调查,建立覆盖污染源监测、环境质量监测、人群暴露监测和健康效应监测的环境与健康综合监测网络及风险评估体系。实施环境与健康风险管理。划定环境健康高风险区域,开展环境污染对人群健康影响的评价,探索建立高风险区域重点项目健康风险评估制度。建立环境健康风险沟通机制。建立统一的环境信息公开平台,全面推进环境信息公开。推进县级及以上城市空气质量监测和信息发布。

第十五章　保障食品药品安全

第一节　加强食品安全监管

完善食品安全标准体系,实现食品安全标准与国际标准基本接轨。加强食品安全风险监测评估,到2030年,食品安全风险监测与食源性疾病报告网络实现全覆盖。全面推行标准化、清洁化农业生产,深入开展农产品质量安全风险评估,推进农兽药残留、重金属污染综合治理,实施兽药抗菌药治理行动。加强对食品原产地指导监管,完善农产品市场准入制度。建立食用农产品全程追溯协作机制,完善统一权威的食品安全监管体制,建立职业化检查员队伍,加强检验检测能力建设,强化日常监督检查,扩大产品抽检覆盖面。加强互联网食品经营治理。加强进口食品

准入管理,加大对境外源头食品安全体系检查力度,有序开展进口食品指定口岸建设。推动地方政府建设出口食品农产品质量安全示范区。推进食品安全信用体系建设,完善食品安全信息公开制度。健全从源头到消费全过程的监管格局,严守从农田到餐桌的每一道防线,让人民群众吃得安全、吃得放心。

第二节　强化药品安全监管

深化药品(医疗器械)审评审批制度改革,研究建立以临床疗效为导向的审批制度,提高药品(医疗器械)审批标准。加快创新药(医疗器械)和临床急需新药(医疗器械)的审评审批,推进仿制药质量和疗效一致性评价。完善国家药品标准体系,实施医疗器械标准提高计划,积极推进中药(材)标准国际化进程。全面加强药品监管,形成全品种、全过程的监管链条。加强医疗器械和化妆品监管。

第十六章　完善公共安全体系

第一节　强化安全生产和职业健康

加强安全生产,加快构建风险等级管控、隐患排查治理两条防线,切实降低重特大事故发生频次和危害后果。强化行业自律和监督管理职责,推动企业落实主体责任,推进职业病危害源头治理,强化矿山、危险化学品等重点行业领域安全生产监管。开展职业病危害基本情况普查,健全有针对性的健康干预措施。进一步完善职业安全卫生标准体系,建立完善重点职业病监测与职业病危害因素监测、报告和管理网络,遏制尘肺病和职业中毒高发势头。建立分级分类监管机制,对职业病危害高风险企业实施重点监管。开展重点行业领域职业病危害专项治理。强化职业病报告制度,开展用人单位职业健康促进工作,预防和控制工伤事故及职业病发生。加强全国个人辐射剂量管理和放射诊疗辐射防护。

第二节　促进道路交通安全

加强道路交通安全设施设计、规划和建设,组织实施公路安全生命防护工程,治理公路安全隐患。严格道路运输安全管理,提升企业安全自律意识,落实运输企业安全生产主体责任。强化安全运行监管能力和安全生产基础支撑。进一步加强道路交通安全治理,提高车辆安全技术标准,提高机动车驾驶人和交通参与者综合素质。到2030年,力争实现道路交通万车死亡率下降30%。

第三节　预防和减少伤害

建立伤害综合监测体系,开发重点伤害干预技术指南和标准。加强儿童和老年人伤害预防和干预,减少儿童交通伤害、溺水和老年人意外跌落,提高儿童玩具和用品安全标准。预防和减少自杀、意外中毒。建立消费品质量安全事故强制报告制度,建立产品伤害监测体系,强化重点领域质量安全监管,减少消费品安全伤害。

第四节　提高突发事件应急能力

加强全民安全意识教育。建立健全城乡公共消防设施建设和维护管理责任机制,到2030年,城乡公共消防设施基本实现全覆盖。提高防灾减灾和应急能力。完善突发事件卫生应急体系,提高早期预防、及时发现、快速反应和有效处置能力。建立包括军队医疗卫生机构在内的海陆空立体化的紧急医学救援体系,提升突发事件紧急医学救援能力。到2030年,建立起覆盖全国、较为完善的紧急医学救援网络,突发事件卫生应急处置能力和紧急医学救援能力达到发达国家水平。进一步健全医疗急救体系,提高救治效率。到2030年,力争将道路交通事故死伤比基本降低到中等发达国家水平。

第五节　健全口岸公共卫生体系

建立全球传染病疫情信息智能监测预警、口岸精准检疫的口岸传染病预防控制体系和种类齐全的现代口岸核生化有害因子防控体系,建立基于源头防控、境内外联防联控的口岸突发公共卫生事件应对机制,健全口岸病媒生物及各类重大传染病监测控制机制,主动预防、控制和应对境外突发公共卫生事件。持续巩固和提升口岸核心能力,创建国际卫生机场(港口)。完善国际旅行与健康信息网络,提供及时有效的国际旅行健康指导,建成国际一流的国际旅行健康服务体系,保障出入境人员健康安全。

提高动植物疫情疫病防控能力,加强进境动植物检疫风险评估准入管理,强化外来动植物疫情疫病和有害生物查验截获、检测鉴定、除害处理、监测防控规范化建设,健全对购买和携带人员、单位的问责追究体系,防控国际动植物疫情疫病及有害生物跨境传播。健全国门生物安全查验机制,有效防范物种资源丧失和外来物种入侵。

第六篇　发展健康产业

第十七章　优化多元办医格局

进一步优化政策环境,优先支持社会力量举办非营利性医疗机构,推进和实现非营利性民营医院与公立医院同等待遇。鼓励医师利用业余时间、退休医师到基层医疗卫生机构执业或开设工作室。个体诊所设置不受规划布局限制。破除社会力量进入医疗领域的不合理限制和隐性壁垒。逐步扩大外资兴办医疗机构的范围。加大政府购买服务的力度,支持保险业投资、设立医疗机构,推动非公立医疗机构向高水平、规模化方向发展,鼓励发展专业性医院管理集团。加强政府监管、行业自律与社会监督,促进非公立医疗机构规范发展。

第十八章 发展健康服务新业态

积极促进健康与养老、旅游、互联网、健身休闲、食品融合,催生健康新产业、新业态、新模式。发展基于互联网的健康服务,鼓励发展健康体检、咨询等健康服务,促进个性化健康管理服务发展,培育一批有特色的健康管理服务产业,探索推进可穿戴设备、智能健康电子产品和健康医疗移动应用服务等发展。规范发展母婴照料服务。培育健康文化产业和体育医疗康复产业。制定健康医疗旅游行业标准、规范,打造具有国际竞争力的健康医疗旅游目的地。大力发展中医药健康旅游。打造一批知名品牌和良性循环的健康服务产业集群,扶持一大批中小微企业配套发展。

引导发展专业的医学检验中心、医疗影像中心、病理诊断中心和血液透析中心等。支持发展第三方医疗服务评价、健康管理服务评价,以及健康市场调查和咨询服务。鼓励社会力量提供食品药品检测服务。完善科技中介体系,大力发展专业化、市场化医药科技成果转化服务。

第十九章 积极发展健身休闲运动产业

进一步优化市场环境,培育多元主体,引导社会力量参与健身休闲设施建设运营。推动体育项目协会改革和体育场馆资源所有权、经营权分离改革,加快开放体育资源,创新健身休闲运动项目推广普及方式,进一步健全政府购买体育公共服务的体制机制,打造健身休闲综合服务体。鼓励发展多种形式的体育健身俱乐部,丰富业余体育赛事,积极培育冰雪、山地、水上、汽摩、航空、极限、马术等具有消费引领特征的时尚休闲运动项目,打造具有区域特色的健身休闲示范区、健身休闲产业带。

第二十章 促进医药产业发展

第一节 加强医药技术创新

完善政产学研用协同创新体系,推动医药创新和转型升级。加强专利药、中药新药、新型制剂、高端医疗器械等创新能力建设,推动治疗重大疾病的专利到期药物实现仿制上市。大力发展生物药、化学药新品种、优质中药、高性能医疗器械、新型辅料包材和制药设备,推动重大药物产业化,加快医疗器械转型升级,提高具有自主知识产权的医学诊疗设备、医用材料的国际竞争力。加快发展康复辅助器具产业,增强自主创新能力。健全质量标准体系,提升质量控制技术,实施绿色和智能改造升级,到2030年,药品、医疗器械质量标准全面与国际接轨。

第二节　提升产业发展水平

发展专业医药园区,支持组建产业联盟或联合体,构建创新驱动、绿色低碳、智能高效的先进制造体系,提高产业集中度,增强中高端产品供给能力。大力发展医疗健康服务贸易,推动医药企业走出去和国际产业合作,提高国际竞争力。到2030年,具有自主知识产权新药和诊疗装备国际市场份额大幅提高,高端医疗设备市场国产化率大幅提高,实现医药工业中高速发展和向中高端迈进,跨入世界制药强国行列。推进医药流通行业转型升级,减少流通环节,提高流通市场集中度,形成一批跨国大型药品流通企业。

第七篇　健全支撑与保障

第二十一章　深化体制机制改革

第一节　把健康融入所有政策

加强各部门各行业的沟通协作,形成促进健康的合力。全面建立健康影响评价评估制度,系统评估各项经济社会发展规划和政策、重大工程项目对健康的影响,健全监督机制。畅通公众参与渠道,加强社会监督。

第二节　全面深化医药卫生体制改革

加快建立更加成熟定型的基本医疗卫生制度,维护公共医疗卫生的公益性,有效控制医药费用不合理增长,不断解决群众看病就医问题。推进政事分开、管办分开,理顺公立医疗卫生机构与政府的关系,建立现代公立医院管理制度。清晰划分中央和地方以及地方各级政府医药卫生管理事权,实施属地化和全行业管理。推进军队医院参加城市公立医院改革、纳入国家分级诊疗体系工作。健全卫生计生全行业综合监管体系。

第三节　完善健康筹资机制

健全政府健康领域相关投入机制,调整优化财政支出结构,加大健康领域投入力度,科学合理界定中央政府和地方政府支出责任,履行政府保障基本健康服务需求的责任。中央财政在安排相关转移支付时对经济欠发达地区予以倾斜,提高资金使用效益。建立结果导向的健康投入机制,开展健康投入绩效监测和评价。充分调动社会组织、企业等的积极性,形成多元筹资格局。鼓励金融等机构创新产品和服务,完善扶持措施。大力发展慈善事业,鼓励社会和个人捐赠与互助。

第四节　加快转变政府职能

进一步推进健康相关领域简政放权、放管结合、优化服务。继续深化药品、医疗机构等审批改革,规范医疗机构设置审批行为。推进健康相关部门依法行政,推进政务公开和信息公开。加强卫生计生、体育、食品药品等健康领域监管创新,加快构建事中和事后监管体系,全面推开"双随机、一公开"机制建设。推进综合监管,加强行业自律和诚信建设,鼓励行业协会商会发展,充分发挥社会力量在监管中的作用,促进公平竞争,推动健康相关行业科学发展,简化健康领域公共服务流程,优化政府服务,提高服务效率。

第二十二章 加强健康人力资源建设

第一节 加强健康人才培养培训

加强医教协同,建立完善医学人才培养供需平衡机制。改革医学教育制度,加快建成适应行业特点的院校教育、毕业后教育、继续教育三阶段有机衔接的医学人才培养培训体系。完善医学教育质量保障机制,建立与国际医学教育实质等效的医学专业认证制度。以全科医生为重点,加强基层人才队伍建设。完善住院医师与专科医师培养培训制度,建立公共卫生与临床医学复合型高层次人才培养机制。强化面向全员的继续医学教育制度。加大基层和偏远地区扶持力度。加强全科、儿科、产科、精神科、病理、护理、助产、康复、心理健康等急需紧缺专业人才培养培训。加强药师和中医药健康服务、卫生应急、卫生信息化复合人才队伍建设。加强高层次人才队伍建设,引进和培养一批具有国际领先水平的学科带头人。推进卫生管理人员专业化、职业化。调整优化适应健康服务产业发展的医学教育专业结构,加大养老护理员、康复治疗师、心理咨询师等健康人才培养培训力度。支持建立以国家健康医疗开放大学为基础、中国健康医疗教育慕课联盟为支撑的健康教育培训云平台,便捷医务人员终身教育。加强社会体育指导员队伍建设,到 2030 年,实现每千人拥有社会体育指导员 2.3 名。

第二节 创新人才使用评价激励机制

落实医疗卫生机构用人自主权,全面推行聘用制,形成能进能出的灵活用人机制。落实基层医务人员工资政策。创新医务人员使用、流动与服务提供模式,积极探索医师自由执业、医师个体与医疗机构签约服务或组建医生集团。建立符合医疗卫生行业特点的人事薪酬制度。对接国际通行模式,进一步优化和完善护理、助产、医疗辅助服务、医疗卫生技术等方面人员评价标准。创新人才评价机制,不将论文、外语、科研等作为基层卫生人才职称评审的硬性要求,健全符合全科医生岗位特点的人才评价机制。

第二十三章　推动健康科技创新

第一节　构建国家医学科技创新体系

大力加强国家临床医学研究中心和协同创新网络建设,进一步强化实验室、工程中心等科研基地能力建设,依托现有机构推进中医药临床研究基地和科研机构能力建设,完善医学研究科研基地布局。加强资源整合和数据交汇,统筹布局国家生物医学大数据、生物样本资源、实验动物资源等资源平台,建设心脑血管、肿瘤、老年病等临床医学数据示范中心。实施中国医学科学院医学与健康科技创新工程。加快生物医药和大健康产业基地建设,培育健康产业高新技术企业,打造一批医学研究和健康产业创新中心,促进医研企结合,推进医疗机构、科研院所、高等学校和企业等创新主体高效协同。加强医药成果转化推广平台建设,促进医学成果转化推广。建立更好的医学创新激励机制和以应用为导向的成果评价机制,进一步健全科研基地、生物安全、技术评估、医学研究标准与规范、医学伦理与科研诚信、知识产权等保障机制,加强科卫协同、军民融合、省部合作,有效提升基础前沿、关键共性、社会公益和战略高科技的研究水平。

第二节　推进医学科技进步

启动实施脑科学与类脑研究、健康保障等重大科技项目和重大工程,推进国家科技重大专项、国家重点研发计划重点专项等科技计划。发展组学技术、干细胞与再生医学、新型疫苗、生物治疗等医学前沿技术,加强慢病防控、精准医学、智慧医疗等关键技术突破,重点部署创新药物开发、医疗器械国产化、中医药现代化等任务,显著增强重大疾病防治和健康产业发展的科技支撑能力。力争到2030年,科技论文影响力和三方专利总量进入国际前列,进一步提高科技创新对医药工业增长贡献率和成果转化率。

第二十四章 建设健康信息化服务体系

第一节 完善人口健康信息服务体系建设

全面建成统一权威、互联互通的人口健康信息平台,规范和推动"互联网+健康医疗"服务,创新互联网健康医疗服务模式,持续推进覆盖全生命周期的预防、治疗、康复和自主健康管理一体化的国民健康信息服务。实施健康中国云服务计划,全面建立远程医疗应用体系,发展智慧健康医疗便民惠民服务。建立人口健康信息化标准体系和安全保护机制。做好公民入伍前与退伍后个人电子健康档案军地之间接续共享。到2030年,实现国家省市县四级人口健康信息平台互通共享、规范应用,人人拥有规范化的电子健康档案和功能完备的健康卡,远程医疗覆盖省市县乡四级医疗卫生机构,全面实现人口健康信息规范管理和使用,满足个性化服务和精准化医疗的需求。

第二节 推进健康医疗大数据应用

加强健康医疗大数据应用体系建设,推进基于区域人口健康信息平台的医疗健康大数据开放共享、深度挖掘和广泛应用。消除数据壁垒,建立跨部门跨领域密切配合、统一归口的健康医疗数据共享机制,实现公共卫生、计划生育、医疗服务、医疗保障、药品供应、综合管理等应用信息系统数据采集、集成共享和业务协同。建立和完善全国健康医疗数据资源目录体系,全面深化健康医疗大数据在行业治理、临床和科研、公共卫生、教育培训等领域的应用,培育健康医疗大数据应用新业态。加强健康医疗大数据相关法规和标准体系建设,强化国家、区域人口健康信息工程技术能力,制定分级分类分域的数据应用政策规范,推进网络可信体系建设,注重内容安全、数据安全和技术安全,加强健康医疗数据安全保障和患者隐私保护。加强互联网健康服务监管。

第二十五章　加强健康法治建设

推动颁布并实施基本医疗卫生法、中医药法,修订实施药品管理法,加强重点领域法律法规的立法和修订工作,完善部门规章和地方政府规章,健全健康领域标准规范和指南体系。强化政府在医疗卫生、食品、药品、环境、体育等健康领域的监管职责,建立政府监管、行业自律和社会监督相结合的监督管理体制。加强健康领域监督执法体系和能力建设。

第二十六章　加强国际交流合作

实施中国全球卫生战略,全方位积极推进人口健康领域的国际合作。以双边合作机制为基础,创新合作模式,加强人文交流,促进我国和"一带一路"沿线国家卫生合作。加强南南合作,落实中非公共卫生合作计划,继续向发展中国家派遣医疗队员,重点加强包括妇幼保健在内的医疗援助,重点支持疾病预防控制体系建设。加强中医药国际交流与合作。充分利用国家高层战略对话机制,将卫生纳入大国外交议程。积极参与全球卫生治理,在相关国际标准、规范、指南等的研究、谈判与制定中发挥影响,提升健康领域国际影响力和制度性话语权。

第八篇　强化组织实施

第二十七章　加强组织领导

完善健康中国建设推进协调机制,统筹协调推进健康中国建设全局性工作,审议重大项目、重大政策、重大工程、重大问题和重要工作安排,加强战略谋划,指导部门、地方开展工作。

各地区各部门要将健康中国建设纳入重要议事日程,健全领导体制和工作机制,将健康中国建设列入经济社会发展规划,将主要健康指标纳入各级党委和政府考核指标,完善考核机制和问责制度,做好相关任务的实施落实工作。注重发挥工会、共青团、妇联、残联等群团组织以及其他社会组织的作用,充分发挥民主党派、工商联和无党派人士作用,最大限度凝聚全社会共识和力量。

第二十八章　营造良好社会氛围

大力宣传党和国家关于维护促进人民健康的重大战略思想和方针政策,宣传推进健康中国建设的重大意义、总体战略、目标任务和重大举措。加强正面宣传、舆论监督、科学引导和典型报道,增强社会对健康中国建设的普遍认知,形成全社会关心支持健康中国建设的良好社会氛围。

第二十九章　做好实施监测

制定实施五年规划等政策文件,对本规划纲要各项政策和措施进行细化完善,明确各个阶段所要实施的重大工程、重大项目和重大政策。建立常态化、经常化的督查考核机制,强化激励和问责。建立健全监测评价机制,制定规划纲要任务部门分工方案和监测评估方案,并对实施进度和效果进行年度监测和评估,适时对目标任务进行必要调整。充分尊重人民群众的首创精神,对各地在实施规划纲要中好的做法和有效经验,要及时总结,积极推广。

附录 2
国务院关于实施健康中国行动的意见
国发〔2019〕13 号

各省、自治区、直辖市人民政府,国务院各部委、各直属机构:

人民健康是民族昌盛和国家富强的重要标志,预防是最经济最有效的健康策略。党中央、国务院发布《"健康中国 2030"规划纲要》,提出了健康中国建设的目标和任务。党的十九大作出实施健康中国战略的重大决策部署,强调坚持预防为主,倡导健康文明生活方式,预防控制重大疾病。为加快推动从以治病为中心转变为以人民健康为中心,动员全社会落实预防为主方针,实施健康中国行动,提高全民健康水平,现提出以下意见。

一、行动背景

新中国成立后特别是改革开放以来,我国卫生健康事业获得了长足发展,居民主要健康指标总体优于中高收入国家平均水平。随着工业化、城镇化、人口老龄化进程加快,我国居民生产生活方式和疾病谱不断发生变化。心脑血管疾病、癌症、慢性呼吸系统疾病、糖尿病等慢性非传染性疾病导致的死亡人数占总死亡人数的 88%,导致的疾病负担占疾病总负担的 70% 以上。居民健康知识知晓率偏低,吸烟、过量饮酒、缺乏锻炼、不合理膳食等不健康生活方式比较普遍,由此引起的疾病问题日益突出。肝炎、结核病、艾滋病等重大传染病防控形势仍然严峻,精神卫生、职业健康、地方病等方面问题不容忽视。

为坚持预防为主,把预防摆在更加突出的位置,积极有效应对当前突出健康问题,必须关口前移,采取有效干预措施,细化落实《"健康中国

2030"规划纲要》对普及健康生活、优化健康服务、建设健康环境等部署,聚焦当前和今后一段时期内影响人民健康的重大疾病和突出问题,实施疾病预防和健康促进的中长期行动,健全全社会落实预防为主的制度体系,持之以恒加以推进,努力使群众不生病、少生病,提高生活质量。

二、总体要求

(一)指导思想。

以习近平新时代中国特色社会主义思想为指导,全面贯彻党的十九大和十九届二中、三中全会精神,坚持以人民为中心的发展思想,坚持改革创新,贯彻新时代卫生与健康工作方针,强化政府、社会、个人责任,加快推动卫生健康工作理念、服务方式从以治病为中心转变为以人民健康为中心,建立健全健康教育体系,普及健康知识,引导群众建立正确健康观,加强早期干预,形成有利于健康的生活方式、生态环境和社会环境,延长健康寿命,为全方位全周期保障人民健康、建设健康中国奠定坚实基础。

(二)基本原则。

普及知识、提升素养。把提升健康素养作为增进全民健康的前提,根据不同人群特点有针对性地加强健康教育与促进,让健康知识、行为和技能成为全民普遍具备的素质和能力,实现健康素养人人有。

自主自律、健康生活。倡导每个人是自己健康第一责任人的理念,激发居民热爱健康、追求健康的热情,养成符合自身和家庭特点的健康生活方式,合理膳食、科学运动、戒烟限酒、心理平衡,实现健康生活少生病。

早期干预、完善服务。对主要健康问题及影响因素尽早采取有效干预措施,完善防治策略,推动健康服务供给侧结构性改革,提供系统连续的预防、治疗、康复、健康促进一体化服务,加强医疗保障政策与健康服务的衔接,实现早诊早治早康复。

全民参与、共建共享。强化跨部门协作,鼓励和引导单位、社区

(村)、家庭和个人行动起来,形成政府积极主导、社会广泛动员、人人尽责尽力的良好局面,实现健康中国行动齐参与。

(三)总体目标。

到2022年,健康促进政策体系基本建立,全民健康素养水平稳步提高,健康生活方式加快推广,重大慢性病发病率上升趋势得到遏制,重点传染病、严重精神障碍、地方病、职业病得到有效防控,致残和死亡风险逐步降低,重点人群健康状况显著改善。

到2030年,全民健康素养水平大幅提升,健康生活方式基本普及,居民主要健康影响因素得到有效控制,因重大慢性病导致的过早死亡率明显降低,人均健康预期寿命得到较大提高,居民主要健康指标水平进入高收入国家行列,健康公平基本实现。

三、主要任务

(一)全方位干预健康影响因素。

1. 实施健康知识普及行动。维护健康需要掌握健康知识。面向家庭和个人普及预防疾病、早期发现、紧急救援、及时就医、合理用药等维护健康的知识与技能。建立并完善健康科普专家库和资源库,构建健康科普知识发布和传播机制。强化医疗卫生机构和医务人员开展健康促进与教育的激励约束。鼓励各级电台电视台和其他媒体开办优质健康科普节目。到2022年和2030年,全国居民健康素养水平分别不低于22%和30%。

2. 实施合理膳食行动。合理膳食是健康的基础。针对一般人群、特定人群和家庭,聚焦食堂、餐厅等场所,加强营养和膳食指导。鼓励全社会参与减盐、减油、减糖,研究完善盐、油、糖包装标准。修订预包装食品营养标签通则,推进食品营养标准体系建设。实施贫困地区重点人群营养干预。到2022年和2030年,成人肥胖增长率持续减缓,5岁以下儿童生长迟缓率分别低于7%和5%。

3. 实施全民健身行动。生命在于运动,运动需要科学。为不同人群提供针对性的运动健身方案或运动指导服务。努力打造百姓身边健身组织和"15分钟健身圈"。推进公共体育设施免费或低收费开放。推动形成体医结合的疾病管理和健康服务模式。把高校学生体质健康状况纳入对高校的考核评价。到2022年和2030年,城乡居民达到《国民体质测定标准》合格以上的人数比例分别不少于90.86%和92.17%,经常参加体育锻炼人数比例达到37%及以上和40%及以上。

4. 实施控烟行动。吸烟严重危害人民健康。推动个人和家庭充分了解吸烟和二手烟暴露的严重危害。鼓励领导干部、医务人员和教师发挥控烟引领作用。把各级党政机关建设成无烟机关。研究利用税收、价格调节等综合手段,提高控烟成效。完善卷烟包装烟草危害警示内容和形式。到2022年和2030年,全面无烟法规保护的人口比例分别达到30%及以上和80%及以上。

5. 实施心理健康促进行动。心理健康是健康的重要组成部分。通过心理健康教育、咨询、治疗、危机干预等方式,引导公众科学缓解压力,正确认识和应对常见精神障碍及心理行为问题。健全社会心理服务网络,加强心理健康人才培养。建立精神卫生综合管理机制,完善精神障碍社区康复服务。到2022年和2030年,居民心理健康素养水平提升到20%和30%,心理相关疾病发生的上升趋势减缓。

6. 实施健康环境促进行动。良好的环境是健康的保障。向公众、家庭、单位(企业)普及环境与健康相关的防护和应对知识。推进大气、水、土壤污染防治。推进健康城市、健康村镇建设。建立环境与健康的调查、监测和风险评估制度。采取有效措施预防控制环境污染相关疾病、道路交通伤害、消费品质量安全事故等。到2022年和2030年,居民饮用水水质达标情况明显改善,并持续改善。

(二)维护全生命周期健康。

7. 实施妇幼健康促进行动。孕产期和婴幼儿时期是生命的起点。针对婚前、孕前、孕期、儿童等阶段特点,积极引导家庭科学孕育和养育健康新生命,健全出生缺陷防治体系。加强儿童早期发展服务,完善婴幼儿照护服务和残疾儿童康复救助制度。促进生殖健康,推进农村妇女宫颈癌和乳腺癌检查。到2022年和2030年,婴儿死亡率分别控制在7.5‰及以下和5‰及以下,孕产妇死亡率分别下降到18/10万及以下和12/10万及以下。

8. 实施中小学健康促进行动。中小学生处于成长发育的关键阶段。动员家庭、学校和社会共同维护中小学生身心健康。引导学生从小养成健康生活习惯,锻炼健康体魄,预防近视、肥胖等疾病。中小学校按规定开齐开足体育与健康课程。把学生体质健康状况纳入对学校的绩效考核,结合学生年龄特点,以多种方式对学生健康知识进行考试考查,将体育纳入高中学业水平测试。到2022年和2030年,国家学生体质健康标准达标优良率分别达到50%及以上和60%及以上,全国儿童青少年总体近视率力争每年降低0.5个百分点以上,新发近视率明显下降。

9. 实施职业健康保护行动。劳动者依法享有职业健康保护的权利。针对不同职业人群,倡导健康工作方式,落实用人单位主体责任和政府监管责任,预防和控制职业病危害。完善职业病防治法规标准体系。鼓励用人单位开展职工健康管理。加强尘肺病等职业病救治保障。到2022年和2030年,接尘工龄不足5年的劳动者新发尘肺病报告例数占年度报告总例数的比例实现明显下降,并持续下降。

10. 实施老年健康促进行动。老年人健康快乐是社会文明进步的重要标志。面向老年人普及膳食营养、体育锻炼、定期体检、健康管理、心理健康以及合理用药等知识。健全老年健康服务体系,完善居家和社区养老政策,推进医养结合,探索长期护理保险制度,打造老年宜居环境,实现健康老龄化。到2022年和2030年,65至74岁老年人失能发生率有所下降,65岁及以上人群老年期痴呆患病率增速下降。

(三)防控重大疾病。

11. 实施心脑血管疾病防治行动。心脑血管病是我国居民第一位死亡原因。引导居民学习掌握心肺复苏等自救互救知识技能。对高危人群和患者开展生活方式指导。全面落实 35 岁以上人群首诊测血压制度，加强高血压、高血糖、血脂异常的规范管理。提高院前急救、静脉溶栓、动脉取栓等应急处置能力。到 2022 年和 2030 年，心脑血管疾病死亡率分别下降到 209.7/10 万及以下和 190.7/10 万及以下。

12. 实施癌症防治行动。癌症严重影响人民健康。倡导积极预防癌症，推进早筛查、早诊断、早治疗，降低癌症发病率和死亡率，提高患者生存质量。有序扩大癌症筛查范围。推广应用常见癌症诊疗规范。提升中西部地区及基层癌症诊疗能力。加强癌症防治科技攻关。加快临床急需药物审评审批。到 2022 年和 2030 年，总体癌症 5 年生存率分别不低于43.3%和46.6%。

13. 实施慢性呼吸系统疾病防治行动。慢性呼吸系统疾病严重影响患者生活质量。引导重点人群早期发现疾病，控制危险因素，预防疾病发生发展。探索高危人群首诊测量肺功能、40 岁及以上人群体检检测肺功能。加强慢阻肺患者健康管理，提高基层医疗卫生机构肺功能检查能力。到 2022 年和 2030 年，70 岁及以下人群慢性呼吸系统疾病死亡率下降到9/10 万及以下和 8.1/10 万及以下。

14. 实施糖尿病防治行动。我国是糖尿病患病率增长最快的国家之一。提示居民关注血糖水平，引导糖尿病前期人群科学降低发病风险，指导糖尿病患者加强健康管理，延迟或预防糖尿病的发生发展。加强对糖尿病患者和高危人群的健康管理，促进基层糖尿病及并发症筛查标准化和诊疗规范化。到 2022 年和 2030 年，糖尿病患者规范管理率分别达到60%及以上和70%及以上。

15. 实施传染病及地方病防控行动。传染病和地方病是重大公共卫生问题。引导居民提高自我防范意识，讲究个人卫生，预防疾病。充分认识疫苗对预防疾病的重要作用。倡导高危人群在流感流行季节前接种流感疫苗。加强艾滋病、病毒性肝炎、结核病等重大传染病防控，努力控制和降低传染病流行水平。强化寄生虫病、饮水型燃煤型氟砷中毒、大骨节病、氟骨症等地方病防治，控制和消除重点地方病。到 2022 年和 2030

年,以乡(镇、街道)为单位,适龄儿童免疫规划疫苗接种率保持在 90% 以上。

四、组织实施

(一)加强组织领导

国家层面成立健康中国行动推进委员会,制定印发《健康中国行动(2019—2030 年)》,细化上述 15 个专项行动的目标、指标、任务和职责分工,统筹指导各地区各相关部门加强协作,研究疾病的综合防治策略,做好监测考核。要根据医学进步和相关技术发展等情况,适时组织修订完善《健康中国行动(2019—2030 年)》内容。各地区要结合实际健全领导推进工作机制,研究制定实施方案,逐项抓好任务落实。各相关部门要按照职责分工,将预防为主、防病在先融入各项政策举措中,研究具体政策措施,推动落实重点任务。

(二)动员各方广泛参与

凝聚全社会力量,形成健康促进的强大合力。鼓励个人和家庭积极参与健康中国行动,落实个人健康责任,养成健康生活方式。各单位特别是各学校、各社区(村)要充分挖掘和利用自身资源,积极开展健康细胞工程建设,创造健康支持性环境。鼓励企业研发生产符合健康需求的产品,增加健康产品供给,国有企业特别是中央企业要作出表率。鼓励社会捐资,依托社会力量依法成立健康中国行动基金会,形成资金来源多元化的保障机制。鼓励金融机构创新健康类产品和服务。卫生健康相关行业学会、协会和群团组织以及其他社会组织要充分发挥作用,指导、组织健康促进和健康科普工作。

(三)健全支撑体系

加强公共卫生体系建设和人才培养,提高疾病防治和应急处置能力。加强财政支持,强化资金统筹,优化资源配置,提高基本公共卫生服务项目、重大公共卫生服务项目资金使用的针对性和有效性。加强科技支撑,开展一批影响健康因素和疑难重症诊疗攻关重大课题研究,国家科技重大专项、重点研发计划要给予支持。完善相关法律法规体系,开展健康政策审查,保障各项任务落实和目标实现。强化信息支撑,推动部门和区域间共享健康相关信息。

(四)注重宣传引导

采取多种形式,强化舆论宣传,及时发布政策解读,回应社会关切。设立健康中国行动专题网站,大力宣传实施健康中国行动、促进全民健康的重大意义、目标任务和重大举措。编制群众喜闻乐见的解读材料和文艺作品,以有效方式引导群众了解和掌握必备健康知识,践行健康生活方式。加强科学引导和典型报道,增强社会的普遍认知,营造良好的社会氛围。

国务院

2019 年 6 月 24 日

(此件公开发布)

附录3

关于印发《促进健康产业高质量发展
行动纲要(2019—2022年)》的通知

发改社会〔2019〕1427号

各省、自治区、直辖市、新疆生产建设兵团有关部门、机构:

为贯彻落实全国卫生与健康大会和《"健康中国2030"规划纲要》部署,加快推动健康产业发展,促进形成内涵丰富、结构合理的健康产业体系,国家发展改革委、教育部、科技部、工业和信息化部、民政部、财政部、人力资源社会保障部、自然资源部、生态环境部、住房城乡建设部、商务部、文化和旅游部、国家卫生健康委、人民银行、税务总局、市场监管总局、体育总局、医疗保障局、银保监会、中医药局、药品监管局制定了《促进健康产业高质量发展行动纲要(2019—2022年)》。现印发给你们,请认真贯彻执行。

国家发展改革委

教育部

科技部

工业和信息化部

民政部

财政部

人力资源社会保障部

自然资源部

生态环境部

住房城乡建设部

商务部

文化和旅游部

国家卫生健康委

人民银行

税务总局

市场监管总局

体育总局

银保监会

医疗保障局

中医药局

药品监管局

2019 年 8 月 28 日

促进健康产业高质量发展行动纲要

（2019—2022 年）

健康产业是全社会从事健康服务提供、相关产品生产经营等活动的集合，涉及面广、产业链长、融合度高。大力发展健康产业，是实施健康中国战略、维护和保障人民群众健康的一项重要任务，既是改善民生需要，也是建设现代化经济体系需要，具有重大意义。当前，健康产业仍存在优质医疗资源不足，科技含量不高，跨界融合不充分，健康保险发展滞后，人才要素短缺，营商环境和行业监管不够完善等短板弱项。为深入贯彻党的十九大和十九届二中、三中全会精神，全面落实全国卫生与健康大会和《"健康中国 2030"规划纲要》部署，加强部门协调联动，发挥各方合力，突出重点工作，促进健康产业高质量发展，制定本行动纲要。

一、总体要求

(一)指导思想

以习近平新时代中国特色社会主义思想为指导,贯彻党的十九大和十九届二中、三中全会精神,落实全国卫生与健康大会和《"健康中国2030"规划纲要》部署,坚持以人民为中心,把人民健康放在优先发展的战略位置,以全方位全生命周期维护和保障人民健康为目标,以供给侧结构性改革为主线,增加健康服务和产品供给,创新发展模式,强化制度保障,为实施健康中国战略提供有力支撑。

(二)基本原则

突出重点、优化结构。以影响人民健康的重大问题、健康产业的主要短板为工作导向,统筹健康产业发展,突出重点,优化产业结构。深化改革、市场驱动。创新体制机制,充分发挥市场在非基本医疗领域配置资源的活力,更好发挥政府作用。

鼓励创新、科技支撑。将创新驱动作为健康产业发展的重要战略基点,加快关键技术和创新产品研发应用,提高健康产业科技竞争力。

跨界融合、集聚发展。深化健康产业跨界融合,改造升级传统业态,壮大新业态,延长产业链,提高健康产业集聚效应和辐射能力。

(三)工作目标

到 2022 年,基本形成内涵丰富、结构合理的健康产业体系,优质医疗健康资源覆盖范围进一步扩大,健康产业融合度和协同性进一步增强,健康产业科技竞争力进一步提升,人才数量和质量达到更高水平,形成若干有较强影响力的健康产业集群,为健康产业成为重要的国民经济支柱性产业奠定坚实基础。

二、重大工程

围绕重点领域和关键环节实施十项重大工程。

(一)优质医疗健康资源扩容工程

建设区域医疗中心。依托现有医疗机构,在全国范围内建设一批高水平临床诊疗中心、高水准临床科研创新平台、高层次人才培养基地,提高区域内疑难病症诊治能力,逐步满足群众就近享有高水平医疗服务的需求,力争肿瘤、心脑血管、呼吸、儿科、创伤等重点疾病在区域内得到有效救治。促进优质医疗资源下沉,推进高水平医院与基层医院建立责任、利益、服务和管理共同体,组建专科联盟,提升基层医疗管理和服务质量。(发展改革委、卫生健康委、中医药局负责,排第一位为牵头部门,下同。)

支持优质社会办医扩容。支持符合条件的高水平民营医院跨区域办医,向基层延伸,实现品牌化、集团化发展。进一步发挥社会办医机制灵活、贴近群众的优势,支持社会力量举办全科医疗、专科医疗、中医药、第三方医技服务、康复、护理、安宁疗护等机构,与公立医院协同发展。开展诊所改革试点,简化诊所准入程序,完善诊所基本标准,试点诊所备案管理,鼓励医师全职或兼职举办诊所。(卫生健康委、发展改革委、中医药局负责)

发展优质健康管理。将家庭医生签约服务作为普及健康管理的重要抓手,增加规范化的健康管理供给,重点增加慢性病、职业病高危人群健康体检、健康风险评估、健康咨询和健康干预服务,完善政府购买服务和考核评价机制。加强家庭医生签约服务智能化信息化平台建设与应用,全面对接居民电子健康档案、电子病历,逐步融入更广泛的健康数据。在签约提供基本服务包的基础上,根据群众健康管理需求和承担能力,鼓励社会力量提供差异化、定制化的健康管理服务包,探索商业健康保险作为筹资或合作渠道。(卫生健康委、财政部、银保监会、医疗保障局、中医药

局负责)

(二)"互联网+医疗健康"提升工程

建设全民健康信息平台。有序推进省统筹区域全民健康信息平台建设,逐步将各类医疗卫生机构及健康数据资源接入平台和实现互联互通。建立平台数据资源标准和互联互通交互服务标准,重点推进居民电子健康档案、电子病历标准统一,逐步实现连续记录和信息交换,提高区域健康信息共享水平。(卫生健康委、发展改革委分别负责)

应用健康医疗大数据。建立全国健康医疗数据资源目录体系,建设以居民电子健康档案、电子病历等为核心的基础数据库,与国民体质测定、健康体检以及其他外部数据源加强对接,逐步实现全人群全生命周期的健康信息大数据管理。建立健全健康医疗大数据的信息共享、数据安全、隐私保护政策和应急保障机制。推进健康医疗大数据的安全共享,深化健康医疗大数据在医学科研、教育培训、临床诊疗、产品研发、行业治理、医保支付等方面应用。开发中医智能辅助诊疗系统。(卫生健康委、科技部、体育总局、医疗保障局、中医药局负责)

加快发展"互联网+医疗"。支持依托实体医疗机构独立设置互联网医院,规范开展互联网诊疗活动,提高优质医疗服务的可及度,积极发展互联网健康咨询和健康管理服务,推动线上线下服务一体化。以高水平医院为核心,加快建立远程医疗网络和平台,提高面向基层、边远和欠发达地区的远程会诊、远程影像、远程病理的覆盖度,完善相关付费机制。依托"互联网+"实施进一步改善医疗服务行动计划,以改善就医体验为中心,应用互联网、物联网技术优化医院服务流程,全面实现分时段预约诊疗、区域内检验检查结果互认,逐步推广智能导医分诊、免(少)排队候诊和取药、移动端支付结算、检查结果自动推送、智慧中药房等服务。(卫生健康委、医疗保障局、中医药局负责)

积极发展"互联网+药品流通"。建立药品流通企业、医疗机构、电子商务企业合作平台,在药品流通中推广应用云计算、大数据、移动互联网、物联网等信息技术,简化流通层次,优化流通网络,提高供求信息对称度和透明度。建立互联网诊疗处方信息与药品零售消费信息互联互通、实时共享的渠道,支持在线开具处方药品的第三方配送。加快医药电商发展,向患者提供"网订(药)店取""网订(药)店送"等服务。(商务部、卫生健康委、药品监管局负责)

(三)中医药健康服务提质工程

规范推广中医养生保健和治未病服务。制定促进中医养生保健服务规范发展的政策措施,加强发展指导和行业监督,提高中医养生保健机构规范经营水平,规范服务内容,提高从业人员素质。建立和完善常见中医养生保健服务的规范与标准。鼓励中医医疗机构在技术上支持中医养生保健机构,支持中医师依照规定在养生保健机构提供服务。推广有科学的中医理论指导、有专业人员负责的健康状态辨识与评估、咨询指导、健康干预等服务。支持中医医疗机构发展治未病服务,鼓励基层医疗机构提供治未病服务,在家庭医生签约服务中提供中医治未病服务包,逐步实现每个家庭医生签约服务团队都有提供中医药服务的医师或乡村医生。(中医药局、卫生健康委负责)

提升中医药疾病诊疗和康复能力。围绕提升重大疑难疾病、慢性病诊疗能力,组织开展中药方剂挖掘,集中优势力量实施中医药防治技术开发、新药研发、中西医临床协作攻关。支持中医科研机构、中医医疗机构和企业合作转化中医药研究成果,加快中医健康管理产品和中医诊疗设备商用化。建立中医药传统知识数据库、保护名录、保护制度。支持中医特色突出的康复医院、康复科室发展,发展和应用现代化的中医康复技术。(中医药局、卫生健康委负责)

支持中医药贸易合作。支持社会力量举办中医药服务贸易机构,巩固中医医疗保健、教育培训等传统服务贸易优势,发展"互联网+中医药贸易"。鼓励有实力、信誉好的企业通过新设、并购、租赁、联合投资等方式,在"一带一路"沿线国家构建中医药跨国营销网络,建设中医药产品

物流配送中心和经济联盟。通过多双边经贸谈判和合作机制,积极推动中医药服务贸易和产品贸易的发展。(商务部、中医药局负责)

(四)健康服务跨界融合工程

提高健康养老质量。 推进健康养老向农村、社区、家庭下沉,推进家庭医生签约服务优先覆盖老年人,建立村医参与健康养老服务的激励机制。重点提高长期照护服务能力,通过适当的医院转型、养老机构提升能力和引导社会力量投入,增加具备长期照护能力的康复、护理和养老机构数量,提高长期照护人员和床位的占比。发展家庭照护者的技能培训服务,增强家庭长期照护能力。试点和推广长期护理保险,完善长期照护等级认定标准、项目内涵、服务标准、质量评价等行业规范和体制机制。推动中医医师到养老机构提供中医保健咨询和调理等服务。推动社会力量建立一批具有中医药特色的医养结合服务示范基地。推进智慧健康养老服务试点示范,搭建医养结合信息共享平台,加强智慧健康养老技术推广。加强对医养结合服务的规范化管理。(工业和信息化部、住房城乡建设部、卫生健康委、民政部、医疗保障局、中医药局分别负责)

深入推动体医融合。 建立、完善和应用运动处方库。支持社会力量举办一大批以科学健身为核心的体医结合健康管理机构,围绕慢性病预防、运动康复、健康促进等目标,推广体医结合服务。推广太极拳、八段锦等传统运动,丰富和发展中医体医结合服务。进一步鼓励和引导社会力量参与健身休闲产业发展。制定和实施以户外运动为重点的发展规划,支持消费引领性健身休闲项目发展。完善健身休闲基础设施网络。(体育总局、住房城乡建设部、卫生健康委、中医药局负责)

示范发展健康旅游。 加强健康旅游示范基地建设。推进国家中医药健康旅游示范区(基地)建设。打造一批以体检、疾病治疗为主的实体型高端医疗园区,完善对接国际医疗标准的支持政策。开发和推介一批体验性强、参与度广的中医药、康复疗养、休闲养生等健康旅游路线和产品。加强与“一带一路”沿线及周边国家的健康旅游合作,开展国际(边境)医

疗服务项目。(卫生健康委、文化和旅游部、中医药局分别负责)

(五)健康产业科技创新工程

提高科研转化能力。组织实施好国家科技重大专项和国家重点研发计划,积极布局支撑健康产业发展的基础前沿、社会公益、重大共性关键技术研究等公共科技活动。推进国家转化医学重大基础设施建设。推进国家临床医学研究中心建设,形成覆盖全国的协同研究网络,加大对各中心组织医研企协同、开展成果转移转化的评价力度,加强评价结果应用。开展卫生健康领域科技体制改革试点。在科研院所转制、科技资源开放共享、成果转移转化与推广、科技评价机制等方面取得和推广改革经验。深入开展运动促进健康的相关科学研究,推动研究成果产业化应用。(科技部、卫生健康委、体育总局、药品监管局、中医药局分别负责)

推进药品和医疗器械提质创新。对临床急需的新药和罕见病用药予以优先审评审批。改革药品临床试验审评模式,推进由明示许可改为到期默认制,提高临床申请审评效率。推进古代经典名方中药复方制剂简化注册审批。持续推进仿制药质量和疗效一致性评价,完善仿制药技术审评标准和指南体系,发布鼓励仿制品种清单,指导企业合理研发申报。将拥有产品核心技术发明专利、具有重大临床价值的创新医疗器械注册申请列入特殊审评审批范围,予以优先办理。修订医疗器械标准,提高医疗器械国际标准的采标率。继续推进高性能医疗器械创新产品应用示范,加大推广力度。(药品监管局、科技部、工业和信息化部、卫生健康委、医疗保障局、中医药局分别负责)

支持前沿技术和产品研发应用。发挥部门合力,增强科研立项、临床试验、准入、监管等政策的连续性和协同性,加快新一代基因测序、肿瘤免疫治疗、干细胞与再生医学、生物医学大数据分析等关键技术研究和转化,推动重大疾病的早期筛查、个体化治疗等精准化应用解决方案和决策支持系统应用。加快人工智能技术在医学影像辅助判读、临床辅助诊断、多维医疗数据分析等方面的应用,推动符合条件的人工智能产品进入临床试验,积极探索医疗资源薄弱地区、基层医疗机构应用人工智能辅助技术提高诊疗质量,促进实现分级诊疗。支持企业推广穿戴式、便携式、非接触式采集健康信息的智能化健康管理、运动健身等电子产品。(发展改革委、科技部、工业和信息化部、卫生健康委、体育总局、药品监管局分别负责)

开发和推广康复辅助器具。将配备康复辅助器具产品纳入养老服务设施建设扶持政策,推进康复辅助器具社区租赁试点,提高推广效率和降低使用成本。开展国家康复辅助器具产业综合创新试点,支持试点地区产业集聚、服务网络建设、政产学研用模式创新、业态融合发展。支持企业开发养老护理类、功能代偿类、康复训练类康复辅助器具和具有柔性控制、多信息融合、运动信息解码、外部环境感知等新技术的智能康复辅助器具,加强推广应用。加快开发中医康复辅助器具。(民政部、科技部、工业和信息化部、中医药局负责)

提升癌症防治水平。健全癌症防治机制和服务体系,加强国家癌症中心、国家恶性肿瘤临床医学研究中心能力建设。支持适合我国国情、人群特征、地区特点的综合性肿瘤防治技术研究,制定和推广规范化诊治指南。研究实施攻克癌症相关科技计划。支持医疗机构和企业合作开展癌症早期预防、放化疗协同治疗、患者癌痛管理、康复修复等中医药技术研发和成果转化应用。(卫生健康委、发展改革委、科技部、中医药局负责)

(六)健康保险发展深化工程

增加新型健康保险供给。进一步引导健康保险公司开发覆盖特需医疗、前沿医疗技术、创新药、高端医疗器械应用以及疾病风险评估、疾病预防、运动健身等干预性服务的医疗险产品。制定进一步支持商业长期护理保险和照护服务发展的政策。加快适用于多机构执业的医生执业责任险产品准入,鼓励医生、医师协会等参与医生执业责任险产品开发。(银保监会负责)

促进健康保险与健康服务融合。支持健康保险公司开展管理式医疗试点,建立覆盖健康保险、健康管理、医疗服务、长期照护等服务链条的健康管理组织,推动服务模式变革,促进个人落实健康责任,提高保险资金使用效率,提高对医疗费用的管控约束能力。搭建高水平公立医院及其特需医疗部分与健康保险公司的对接平台,促进医、险定点合作。支持健康保险公司开展基于互联网的保险服务,发展健康数据管理业务,提高精细化管理能力。(银保监会、卫生健康委负责)

(七)健康产业集聚发展工程

打造医研产融合的健康产业示范基地。选择一批教学科研资源丰富、临床能力强、产业实力雄厚的城市或区域,以高水平医院为基础,集聚医疗服务、医学教育、医学科研、药械研发、审评检验等高端资源,完善具有健康产业特点的医研产综合协同政策,加强公共服务平台建设,加快发展具备一流人才、一流临床、一流创新和一流产业的高端健康产业集群。支持依托区域优势单位打造医研产融合的健康产业示范基地。(发展改革委、教育部、科技部、工业和信息化部、卫生健康委、药品监管局、中医药局负责)

鼓励发展健康服务集聚区。对健康旅游、健康养老、健身休闲、中医药等服务集聚建立分类指导机制,坚持以市场为导向,引进社会资本,集聚品牌、人才、资本等要素,加快打造一批发展导向鲜明、服务紧密融合、资源高度集聚、政策衔接配套的专业健康服务集群。(民政部、卫生健康委、文化和旅游部、体育总局、中医药局分别负责)

(八)健康产业人才提升工程

加强院校教育培养。制定健康产业人才培养引导性专业目录,调整优化医学教育专业结构,加强紧缺人才培养。以医学双一流建设院校为基础,加快培养基础医学、药学、医疗器械、医学新材料、医疗信息化等方向的高素质研究型人才。加强医教协同,进一步实施好卓越医生教育培养计划。推进以胜任力为导向的医学教育教学改革,增强医学生预防、诊疗、养生保健、康复等健康服务全过程的知识能力训练。扩大全科医生、老年医学、老年护理、康复治疗、中医养生等相关专业人才培养规模。加强卫生职业教育,引导社会资本举办健康产业相关职业院校(含技工院校),支持增设健康服务相关专业和课程,在护理、养老服务等领域扩大对初中毕业生实行中高职贯通培养的招生规模。(教育部、人力资源社会保障部、卫生健康委、中医药局分别负责)

深入推进产教融合。支持建设培育健康产业实用技术技能人才的产教融合实训基地。引导企业、学校合作建立健康服务职业培训机构、实践基地、创业孵化中心,加强以健康需求和市场应用为导向的人才培训。扩大养老护理、公共营养、母婴护理、保健按摩、康复治疗、健康管理、健身指导等人才供给。健全健康服务相关职业技能鉴定机制。完善医学辅助技术人员的培训、考核制度和评价标准。(发展改革委、教育部、人力资源社会保障部、民政部、卫生健康委、中医药局分别负责)

加强健康产业科技人才激励。制定健康产业科技创新高层次人才目录,在相关科技人才计划中予以重点支持,鼓励地方对紧缺急需的高层次人才配套提供生活和工作便利。引导健康产业企业、科研单位建立以知识贡献、价值贡献为导向的科技人才评价标准,强化科技创新创业、科技成果转化、知识产权收益分配、人事制度改革等政策实施,通过知识产权、无形资产、技术要素入股等方式加大对骨干人才的激励力度。(科技部、人力资源社会保障部分别负责)

支持社会健康服务人才职业发展。统筹考虑社会对健康服务的人才需求,增加医学类科研项目、高层次培训等名额对社会办健康服务机构的投放力度。社会办医疗机构专业技术人员与公立医疗机构专业技术人员一样同等参与职称评审。面向社会组建的卫生系列高级职称评审委员会和医疗机构评审委员会中要纳入社会办医行业组织和社会办医疗机构人员,并占有一定比例。巩固医师区域注册制度,逐步探索推广护士区域注册制度。切实保护医务人员在主要执业机构的非工作时间开展多机构执业的应有权利。拓展照护服务人员的职业发展空间。(人力资源社会保

障部、卫生健康委、中医药局分别负责)

(九)健康产业营商环境优化工程

优化行业准入。推进落实符合条件的医疗机构设置审批和执业登记"两证合一"。完善医疗机构审批工作流程,实行"一个窗口受理、一次性告知、一站式审批",压缩医疗机构设置审批、执业登记和医师、护士执业注册等审批时限,加快不同业务信息系统间的融合对接,推广通过在线获取的方式核验所需材料。实施好中医诊所、养老机构内设医务室和护理站备案管理。(卫生健康委、民政部、中医药局分别负责)

落实和加强金融支持。支持符合条件的健康产业企业股权融资、同业并购和发行债务融资工具。鼓励金融机构对健康产品和服务出口、健康产业企业跨境并购按市场化原则给予服务支持。(发展改革委、人民银行、银保监会分别负责)

落实税费政策。落实好健康服务机构按规定享受的税收优惠政策、行政事业性收费减免政策和价格政策。体育场馆等运动健身场所执行不高于一般工商业标准的电、气、热价格,体育场馆按规定享受房产税、城镇土地使用税优惠政策。(发展改革委、财政部、税务总局分别负责)

增加土地用房供给。规范协议出让供应健康产业发展用地,推动采用长期租赁、先租后让、租让结合、弹性年期出让等方式,增加医疗卫生用地供给。以出让方式供地的,土地价款可以按照合同约定分期缴纳。鼓励在新增经营性用地供应中,根据区域卫生等规划实施评估情况,支持配建健康服务设施,完善社区健康服务设施配套建设标准和要求,制定监督落实的机制和办法。鼓励城市合理利用存量用地,探索转型开发、节余土地分割转让、政府收储等方式,盘活土地资源,建设健康产业所需用房。支持社会力量利用边角地、废弃厂房等建设体育场地设施。在不改变用地主体、规划条件的前提下,市场主体利用闲置商业、办公、工业用房经必要改造后用于举办医疗机构的,可执行在5年内继续按原用途和权利类型使用土地的过渡期政策,但原土地有偿使用合同或划拨决定书规定不得改变土地用途或改变用途由政府收回土地使用权的除外。设置的5年过渡期内可暂不办理土地、房屋用途和权利类型变更手续，卫生健康、自然资源、生态环境、住房城乡建设等职能部门要依法依规共同采取有效措施，建立健全既保障安全、又方便合理的管理制度。（卫生健康委、自然资源部、生态环境部、住房城乡建设部分别负责）

（十）健康产业综合监管工程

加强医疗服务监管。加强公立医疗机构综合绩效考核，健全激励约束机制，控制医疗费用不合理增长，强化从业人员执业行为监管，建立便于人民群众获取医护人员执业信息的信息查询公开渠道，加强防范无证行医。加大医疗卫生行业行风建设力度，落实医务人员医德考评制度。强化对营利性医疗机构盈利率的管控，依法公开服务价格等信息。开展对医保违规和欺诈骗保的专项治理，对欺诈骗保的机构解除定点协议。全面推开医疗保险智能监控，探索将医保监管延伸到医务人员医疗服务行为的有效方式，控制医疗费用不合理增长。（卫生健康委、医疗保障局、中医药局分别负责）

加强协同监管。研究建立适应健康产业新技术、新产品、新业态、新模式发展的包容有效审慎监管制度，推动由分散多头监管向综合协同监管转变。重点完善对养老、旅游、互联网、健身休闲与医疗卫生跨界融合的监管，每个融合业态的负责部门要依据业态特点合理界定监管边界，建立部门协作机制。强化药品安全监管，切实保障人民群众用药安全。加强临床研究的伦理审查机制建设，提高违反伦理规范的成本。（工业和信息化部、民政部、文化和旅游部、卫生健康委、体育总局、中医药局、药品监管局分别负责）

加强诚信治理。将医疗卫生、药品、医疗器械行业行政许可、行政处罚、抽检检查结果等信息纳入全国信用信息共享平台，其中涉及企业的信息推送至国家企业信用信息公示系统并依法公示。依法依规建立医疗卫生和药品流通行业黑名单制度。深入开展对无证行医、欺诈骗保等严重失信行为的专项治理,持续加大对虚假违法医药广告的打击力度。建立医疗卫生机构和医务人员不良执业行为记分制度,完善以执业准入注册、不良执业行为记录为基础的医疗卫生行业信用记录数据库。(发展改革委、卫生健康委、市场监管总局、医疗保障局、中医药局分别负责)

三、组织实施

(一)建立协调联动机制。

各部门要高度重视,把发展健康产业放在重要位置,建立促进健康产业高质量发展的工作协调机制,制定本部门落实本行动纲要的配套工作方案,认真组织本行业本领域落实,做好健康产业重大问题研究,及时制定出台配套政策,加强与本行业本领域发展规划的协调。发展改革、卫生健康部门要做好对各项任务举措的跟进和督促。

(二)调动各地积极性。

各级地方政府要将促进健康产业高质量发展纳入本地区国民经济和社会发展规划,科学合理定位,认真深入谋划,结合区域实际,突出区域特色,部署落实好促进健康产业高质量发展的工作。要建立容错机制,鼓励地方发扬首创精神、敢闯敢试,因地制宜大胆探索,针对发展难点痛点和新情况新问题加强体制机制创新。有关部门要跟踪和总结地方探索成效,推广好的经验。

(三)建立监测评价机制。

完善健康产业统计分类标准,开展健康产业核算工作。发展改革委、卫生健康委要加强对健康产业发展的监测分析与评价,组织编印健康产业年度报告,推动健康产业的宣传推介。

主要参考文献

[1]《健康产业统计分类（2019）》编制说明［EB/OL］. http://www. stats. gov. cn/tjgz/tzgb/201904/t20190409_1658560. html（2019－4－9）［2021－11－25］

[2]《中国"十四五"规划和2035年远景目标纲要》［EB/OL］. ht-tps://www. askci. com/news/zszc/20210313/0943151383641. shtml.（2021－3－13）［2021－5－28］

[3]2021年中国大健康产业及其细分领域市场规模预测分析(图). https://new. qq. com/rain/a/20210515A02YS300（2021－5－15）［2022－7－20］

[4]2021年中国医药行业发展现状及行业发展趋势分析［图］. ht-tps://www. sohu. com/a/557669072_120950203.（2022－6－16）［2022－7－18］

[5]Edingtond W, Louis Y, Ku Kul I, et al. Recent trends in the develop-ment of health management. Health Management Research, 2001, 76: 140－147.

[6]Pilzer P Z, Lindquist R. *The end of employer-provided health insur-ance: Why it's good for you and your company?* New Jersey: John Wiley & Sons, 2014.

[7]埃贝勒. 健康产业的商机［M］. 北京:中国人民大学出版社, 2010:15－16.

[8]白阳.英国医改,路在何方?[N].人民日报,2015-01-06(022).

[9]本刊编辑部.世界生物医药产业发展特点及趋势[J].中国药业,2005(9):83.

[10]曹新.促进全民健康 建设健康中国[N].中国审计报,2016-09-07.

[11]曹亦鸣.河南省构建现代健康产业体系的可行性分析[J].时代经贸,2020(5):43-44.

[12]陈家应,胡丹.改善健康服务,推进新时代"健康江苏"建设[J].南京医科大学学报(社会科学版),2018-04-30.

[13]陈宁.辽宁省健康产业发展态势与对策研究[J].卫生经济研究,2017(4):35-38.

[14]第七次全国人口普查公报(第五号)[EB/OL].http://www.stats.gov.cn/tjsj/tjgb/rkpcgb/qgrkpcgb/202106/t20210628_1818824.html.(2021-5-11)[2021-11-20]

[15]丁小宸.美国健康产业发展研究[D].长春:吉林大学博士学位论文,2018.

[16]董翠华.成都市健康产业发展研究[D].成都:西南石油大学硕士学位论文,2016.

[17]董立晓.威海市文登区健康产业发展战略研究[D].济南:山东财经大学硕士学位论文,2015.

[18]董微微,崔丽红,曹馨洁.京津冀健康产业协同发展现状与对策研究[J].城市,2021(12):45-56.

[19]范迪军.医保改革的德国经验[J].行政管理改革,2012(4):27-30.

[20]方欣叶,施莉莉,王贤吉,等.高端医疗服务发展的国际经验与启示[J].中国卫生政策研究,2015,8(3):5-9.

[21]房红,张旭辉.康养产业:概念界定与理论构建[J].四川轻化工大学学报(社会科学版),2020,35(4):1-20.

[22]傅卫,郭锋,张毓辉.健康中国建设中卫生费用与健康产业评价指标的辨析[J].中国卫生经济,2021,40(1):5-8.

[23]宫洁丽,王志红,翟俊霞,席彪.国内外健康产业发展现状及趋势[J].河北医药,2011,(14):2210-2211.

[24]宫洁丽.环首都健康产业开发可行性研究[D].唐山:河北联合大学硕士学位论文,2011:20-22.

[25]关华杰.中山市西区中医健康养生产业集群发展战略的研究[D].成都:电子科技大学硕士学位论文,2014:23-25.

[26]关雪凌.健康产业创新生态系统构建及发展对策研究[J].卫生经济研究,2019,36(10):61-64.

[27]关振帮.我国医疗产业园区发展模式研究[D].大连:大连海事大学硕士学位论文,2014:45-47.

[28]郭艳华,阮晓波,周晓津.广州发展健康产业的思路与对策建议[J].广东科技,2014,23(5):50-55.

[29]韩松.人口老龄化背景下我国体育产业与养老产业融合发展研究[D].北京:北京体育大学博士学位论文,2018:47-49.

[30]韩喜平,孙小杰.全面实施健康中国战略[J].前线,2018(12):54-57.

[31]韩增林,管敦颐.国内外健康产业研究进展及展望[J].辽宁师范大学学报(自然科学版),2021,44(3):396-403.

[32]胡琳琳,刘远立,李蔚东.积极发展健康产业:中国的机遇与选择[J].中国药物经济学,2008(3):19-26.

[33]黄建始.美国的健康管理:源自无法遏制的医疗费用增长[J].中华医学杂志,2006,86:1011-1013.

[34]黄清峰.中国养老服务产业发展研究[D].武汉:武汉大学博士学位论文,2014:34-37.

[35]健康产业统计分类(2019),中华人民共和国国务院公报[EB/OL]. http://www.stats.gov.cn/tjgz/tzgb/201904/t20190409_1658560.ht-

ml,(2019-4-9)[2020-8-11]

[36]健康服务业 增添经济活力[N].经济日报2013年10月29日.

[37]姜若磐.产城融合导向的健康城规划与设计[D].南京:东南大学硕士学位论文,2018:23-26.

[38]黎远波,张盈.习近平人民健康观的产生缘由、思想内涵与实践价值[J.]南华大学学报(社会科学版),2021(8).

[39]李碧珍,陈瑜浩.习近平人民健康重要论述的思想内涵与实践价值[J].三明学院学报,2021(2).

[40]李佳朋,李奇明.我国省际健康产业发展水平测度及空间分布研究[J].中国卫生经济,2020,39(2):69-72.

[41]李林.大健康产业发展趋势及战略路径研究[M].成都:西南交通大学出版社,2018.

[42]李然然.健康产业园区规划策略研究[D].天津:天津大学硕士学位论文,2013:

[43]廖喆.上海健康服务业发展战略研究[D].上海:上海交通大学硕士学位论文,2008.:16-18.

[44]刘方柏.四川农村发展健康产业问题探究[J].四川农业与农机,2019(3):6-9.

[45]刘名远.我国战略性新兴产业发展基础与支撑体系构建研究[J].科技进步与对策,2012,29(12):46-51.

[46]刘青松.我国健康产业的可持续发展策略探索[J].改革与战略,2012,28(4):146-148.

[47]刘权,邓勇.德国医疗卫生体制的新变与启示[J].中国医院院长,2016(15):66-71.

[48]罗军.重新定义健康产业[M].北京:中国工信出版集团电子工业出版社,2020:3.

[49]罗赛.医疗产业集聚对区域卫生资源利用效率的影响分析[J].中国卫生经济,2020,39(2):73-75.

[50]孟祥生.国外医疗卫生体制改革及给我们的启示[J].天津市经理学院学报,2012(3):5-7.

[51]明庆忠,李婷.基于大健康产业的健康地理学与健康旅游发展研究[J].学术探索,2019(1):96-106.

[52]倪春霞,张晓燕.从公共产品理论看健康产业的概念与分类[J].卫生经济研究,2016(6):9-11.

[53]七常委出席,习近平发表重要讲话,谈卫生健康大计![EB/OL]. https://politics. gmw. cn/2016 - 08/21/content _ 21560968. htm.(2016-8-21)[2021-11-20]

[54]丘彩霞,徐静,郭汉章,罗雪琼,周毅.网络环境下我国健康产业现状及其发展模式[J].现代医院,2012,12(11):8-11.

[55]瞿华,夏斐.推动我国健康产业发展的对策建议[J].中国国情国力,2013(3):46-48.

[56]全球保健品行业市场发展分析 - 高瞻产业研究智库(gaozhanzx. com),http://www. gaozhanzx. com/xingyeyanjiu/zhizaoye/2021/0219/18203. html(2021-2-19)[2021-6-30]

[57]饶旭鹏,王倩.习近平关于人民健康重要论述的科学内涵和实践价值[J].克拉玛依学刊,2021(1).

[58]深圳市健康产业发展促进会.深圳健康产业发展报告(2017)[M].北京:中国经济出版社,2019.

[59]施芳芳.我国健康产业发展的对策研究——基于SD模型的构建[D].保定:河北大学硕士学位论文,2017.

[60]世界生物制药产业发展趋势[J].财经界,2007(5):54-56.

[61]世卫组织调查显示:75%人群处于亚健康状态[EB/OL]. https://health. sohu. com/20080716/n258177265. shtml.（2008 - 7 - 16）[2021-11-20]

[62]苏汝劼,张寰宇.利用互联网金融发展中国健康产业的模式和途径分析[J].宏观经济研究,2018(3):118-124.

[63]孙兆雪.供给侧结构性改革视角下西安健康服务业发展研究[D].西安:西安科技大学硕士学位论文,2020:14-16.

[64]汤子欧.美国健康产业的发展及启示[J].中国保险报,2012年10月18日.

[65]图解新中国70年卫生健康大事记_我国（sohu.com），https://www.sohu.com/a/346421852_100194463。(2019-10-12)[2022-7-20]

[66]王波,甄峰,沈丽珍,等.健康产业发展与健康城规划探析——以秦皇岛市南戴河国际健康城为例[J].规划师,2012,28(7):36-40.

[67]王禅,杨肖光,白冰,王倩.美国健康产业发展及对我国的启示[J].中国卫生经济,2014(12):116-119.

[68]王奎书.世界生物医药产业发展趋势浅析.中国医药指南,2005(10):118-119.DOI:10.15912/j.cnki.gocm.2005.10.027.

[69]王兰,蔡洁.健康产业园区空间布局模式及其后疫情时代发展思考[J].西部人居环境学刊,2020,35(3):29-35.

[70]王瑞.健康产业新展望[M].北京:中信出版集团,2021:9-10.

[71]王欣,王超,刘菲菲.天津市健康产业发展现状[J].职业与健康,2019,35(23):3302-3305,3312.

[72]魏际刚.健康产业的战略意义[J].新经济导刊,2012(4):77-81.

[73]魏巍.基于产业价值链共建的我国体育产业与健康产业协同发展模式研究[J].当代经济管理,2015,37(10):69-73.

[74]吴颖.四川省汶川县创建全民健康县案例研究[D].成都:电子科技大学硕士学位论文,2020.

[75]习近平.把人民健康放在优先发展战略地位努力全方位全周期保障人民健康[N].人民日报,2016-08-21.

[76]习近平.决胜全面建成小康社会 夺取新时代中国特色社会主义伟大胜利 中国共产党十九次代表大会报告[EB/OL].https://theory.gmw.cn/2018-10/23/content_31806940.htm.(2018-10-23)[2021-11-

20]

[77]夏征农,陈至立.辞海(第六版彩图本全五册)[M].上海:上海辞书出版社,2009.

[78]徐士韦.美国健康公民战略的源起、发展及启示[A].中国体育科学学会(China Sport Science Society).2011第九届全国体育科学大会论文摘要汇编(1)[C].中国体育科学学会(China Sport Science Society):中国体育科学学会,2011:1.

[79]闫富豪.健康中国视域下徐州市城区居民全民健身参与研究[D].徐州:中国矿业大学硕士论文,2018.

[80]闫希军.大健康产业导论[M].北京:中国医药科技出版社,2014.

[81]姚常房.幸福产业有了"健康边界"[N],健康报,2019-05-16.

[82]姚力.从卫生与健康事业发展看新中国70年的成就与经验[J].毛泽东邓小平理论研究,2019(11):52-57,107.

[83]业界专家谈如何落实《"健康中国2030"规划纲要》[EB/OL].http://www.gov.cn/xinwen/2016-11/03/content_5128159.htm.(2016-11-3)[2021-11-20]

[84]叶平.浙江健康产业类特色小镇建设研究[D].杭州:浙江工业大学硕士学位论文,2017.

[85]易琼燕.我国上市医药制造企业市场竞争力研究[D].南昌:南昌大学硕士学位论文,2016.

[86]余莉,董微微.美国健康服务产业发展经验对我国的启示[J].中国商论,2017(23):75-76.

[87]张博文.生态系统视角下移动健康产业发展策略研究[D].武汉:华中科技大学硕士学位论文,2017.

[88]张车伟,赵文,程杰.中国大健康产业:属性、范围与规模测算[J].中国人口科学,2018(5):17-29,126.

[89]张锋.中国健康医疗信息资源空间布局研究[D].长春:吉林大

学博士学位论文,2018.

[90]张海龙.中国生物医药产业创新发展对策研究[D].长春:吉林大学博士学位论文,2019.

[91]张慧.论生物制药领域国际化背景下我国药企的应对策略[J].生物技术世界,2014(4):89.

[92]张俊祥,李振兴,田玲,汪楠.我国健康产业发展面临态势和需求分析[J].中国科技论坛,2011(2):50-53.

[93]张鹏.我国开展健康管理服务的探讨[J].中华医院管理杂志,2007,23(11):725-727.

[94]张昕然.深圳市健康产业发展对策研究[D].哈尔滨:哈尔滨工业大学硕士学位论文,2015.

[95]张艳,王卫红.美、日等国健康产业的发展经验及其对我国的启示[J].现代商业,2012(13):64-66.

[96]张意.基于RBF神经网络的大健康产业盈余预测研究[D].南京:南京邮电大学硕士学位论文,2020.

[97]张颖熙,夏杰长.新时代健康服务业发展的战略思考[J].劳动经济研究,2018(10).

[98]张毓辉,王秀峰,万泉,翟铁民,柴培培,郭锋.中国健康产业分类与核算体系研究[J].中国卫生经济,2017,36(4):5-8.

[99]赵银娥.我国健康服务业发展潜力及空间差异研究[D].大连:辽宁师范大学硕士学位论文,2018.

[100]中共中央 国务院印发"健康中国2030"规划纲要[EB/OL].2016-10-25. http://www.gov.cn/zhengce/2016-10/25/content_5124174.htm(2016-10-25)[2021-11-15]。

[101]钟晓书,魏超.美国健康传播研究回顾[J].中国健康教育,2010,26(1):46-50.

[102]周绿林,周云霞,张心洁,等.江苏省健康产业发展升级的驱动因素、问题与对策[J].中国卫生经济,2020,39(1):74-76.

[103]周雪松.健康中国建设提速 政策重在落实[N].中国经济时报,2016-09-02.

[104]朱孟珏,庄大昌.2001—2015年全球健康产业贸易网络特征研究[J].人文地理,2018,33(2):76-83.

[105]宗蕊,郭斐,王霰,等.美国、欧洲、日本营养健康产业发展历程及对我国营养健康产业发展的启示[J].粮食与食品工业,2017,24(6):1-5.

后 记

　　健康产业是我入职天津社会科学院工作以来一直关注的研究领域，健康产业涉及的研究领域较为广泛，并且随着人们对健康的关注程度和需求的提升，产业发展体系日益完善，由于本书的写作、出版跨度较长，健康产业的实践快速发展，既为本书的研究工作提供了丰富的素材，也增加了研究难度。尽管在本书的成稿过程中本人倾注了不少心血，但由于资料的局限、个人知识结构、时间和精力等因素的影响，书中还存在一些缺陷和不足，由于国家统计局对健康产业的统计体系正逐步建立并完善，国家统计局于2019年4月公布了《健康产业统计分类（2019）》标准，但对于健康产业的相关统计数据仍未有公开数据，使得对于健康产业的定量分析与实证研究缺乏有效支撑。

　　本书的研究工作得到了国家社会科学基金项目、天津社会科学院重点课题和天津社会科学院出版资助，感谢单位的经费支持，使我们能够有条件开展系统的研究，并将研究成果发布。感谢蔡玉胜研究员、王双研究员对本书撰写过程中提出宝贵的意见和建议。我还要感谢单位领导和同事在我写作本书期间给予我的诸多关心和帮助。

　　感谢本书参考文献的所有作者，没有他们研究成果的支持，我们的研究无法开展，也难以取得成绩，有些未详细注明准确出处，还恳请原谅。

　　最后，感谢天津社会科学院出版社为本书出版付出的辛勤劳动，敬请各位学术前辈和同仁批评指正！

董微微

2022 年 7 月